まちがいさがしは
脳を瞬間的・総合的に強化できる極めて高度な脳トレ

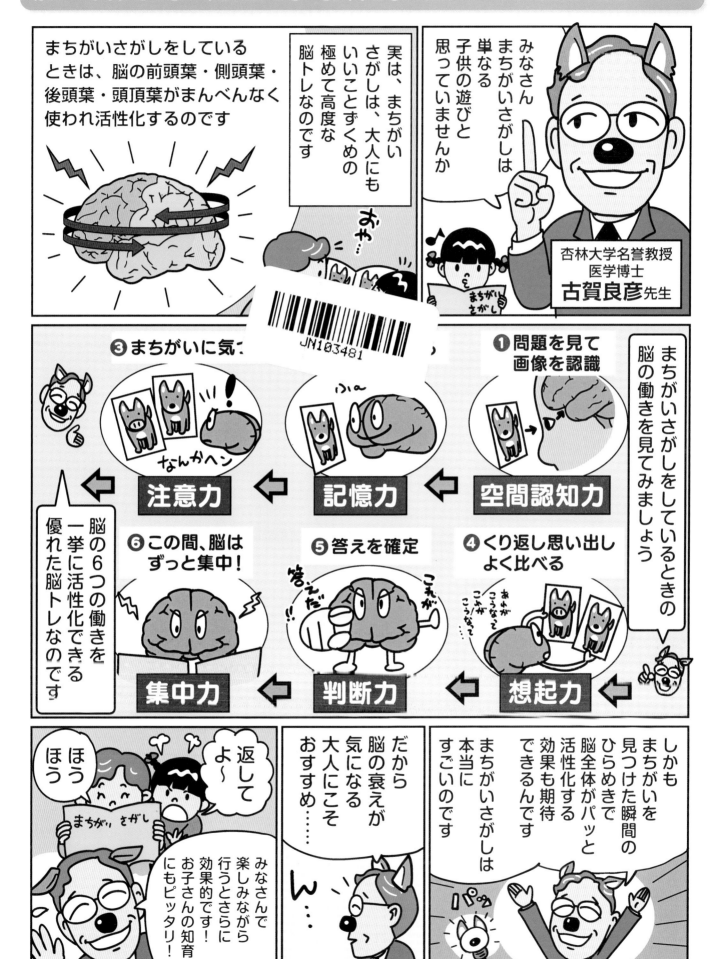

まちがいさがしをしているときは、脳の前頭葉・側頭葉・後頭葉・頭頂葉がまんべんなく使われ活性化するのです

実は、まちがいさがしは、大人にもいいことずくめの極めて高度な脳トレなのです

おや…

みなさんまちがいさがしは単なる子供の遊びと思っていませんか

杏林大学名誉教授
医学博士
古賀良彦先生

まちがいさがしをしているときの脳の働きを見てみましょう

❶ 問題を見て画像を認識

空間認知力

❷

記憶力

❸ まちがいに気づく

なんかヘン

注意力

❹ くり返し思い出しよく比べる

想起力

❺ 答えを確定

答えだ！！ これが

判断力

❻ この間、脳はずっと集中！

集中力

脳の6つの働きを一挙に活性化できる優れた脳トレなのです

しかもまちがいを見つけた瞬間のひらめきで脳全体がパッと活性化する効果も期待できるんです まちがいさがしは本当にすごいのです

だから脳の衰えが気になる大人にこそおすすめ……

ん…

返してよ～

ほうほう

みなさんで楽しみながら行うとさらに効果的です！お子さんの知育にもピッタリ！

1

「まちがいさがし」は単なる子供の遊びではなく、衰えやすい6大脳力が一挙に強まるすごい脳トレ

本当はすごい「まちがいさがし」

誰もが一度は楽しんだ経験がある「まちがいさがし」。大人も子供もつい夢中になってしまう不思議な魅力があることは、よくご存じでしょう。

実は、このまちがいさがし、単なる「子供の遊び」ではないことが、脳科学的に明らかにされつつあります。何を隠そう、脳のさまざまな部位の働きを瞬間的・総合的に強化できる、極めて高度な脳トレであることがわかってきたのです。

普段の生活でテレビばかりみていたり、ずっとぼんやりしていたりすると、脳はどんどん衰えてしまいます。記憶力が衰えて物忘れが増えたり、集中力が低下して飽きっぽくなったり、注意力や判断力が弱まってうっかりミスが生じたり、感情をコントロールできなくなって怒りっぽくなったり、やる気が減退したりしてしまうのです。

そうした脳の衰えを防ぐ毎日の習慣としてぜひ取り入れてほしいのが、まちがいさがしです。脳は大きく4つの領域（前頭葉・頭頂葉・側頭葉・後頭葉）に分けられますが、まちがいさがしを行うと、そのすべての領域が一斉に活性化すると考えられるからです。

まちがいさがしで出題される絵や写真の視覚情報はまず脳の後頭葉で認識され、頭頂葉で位置関係や形などが分析されます。次に、その情報は側頭葉に記憶されます。その記憶を頼りに、脳のほかの部位と連携しながら、意識を集中させてまちがいを見つけ出すのが、思考・判断をつかさどる脳の司令塔「前頭葉」の働きです。

あまり意識することはないと思いますが、まちがいさがしは、脳の4大領域を効率よく働かせることができる稀有（けう）な脳トレでもあるのです。

記憶力など6つの脳力を瞬間強化する高度な脳トレ

まちがいさがしが脳に及ぼす効果について、さらにくわしく見ていきましょう。

まず、まちがいさがしは脳トレのジャンルの中で、「記憶系」に分類されます。問題を解くには記憶力が必要になると同時に、まちがいさがしを解くことによって記憶力が強化されるのです。

実際に、2つ並んだ絵や写真からまちがい（相違点）を見つけるには、以下のような脳の作業が必要になってきます。

第一に、2つの絵や写真の細部や全体を視覚情報としてとらえ、一時的に覚える必要が出てきます。ここには「空間認知」と「記憶」の働きがかかわってきます。

第二に、直前の記憶を思い起こして、記憶にある視覚情報と今見ている絵や写真との間に相違点がないかに意識を向けていくことになります。ここで「想起」と「注意」の働きが必要になります。

まちがいさがしをするときの脳の各部位の働き

前頭葉
意識を集中させまちがいを見つける

頭頂葉
位置関係や形など視覚的空間処理

側頭葉
視覚情報を記憶

後頭葉
視覚からの情報処理

第三に、相違点が本当に相違点であると気づくには、確認作業と「判断」力が必要になります。

そして、こうした一連の脳の働きを幾度となくくり返すためには、相応の「集中」力を要します。

つまり、まちがいさがしを解く過程では、主に①記憶力（覚える力）だけでなく、②集中力（関心を持続する力）③注意力（気づく力）④判断力（正しく認識・評価する力）、⑤想起力（思い出す力）、⑥空間認知力（物の位置や形状、大きさを認知する力）という「6大脳力」が総動員されるのです。

脳はある意味で筋肉と似ています。何歳になっても、使えば使うほど強化されます。つまり、まちがいさがしは、年とともに衰えやすい「6大脳力」を一挙に強化できる、極めて高度な脳トレだったのです。私が冒頭で「単なる子供の遊びではない」といった理由は、ここにあるわけです。

まちがいを見つけた瞬間
脳全体がパッと活性化

それだけではありません。まちがいさがしが優れているのは、「あ、ここが違う！」と気づいた瞬間に、一種の喜びに似た感覚を伴う「ひらめき」が生まれることです。このひらめきがまた、脳にとって最良の刺激になるのです。

新しいアイデアを思いついた瞬間、悩み事が解決した瞬間、何かをついに成し遂げた瞬間など、私たちがひらめきをひとたび感じると気分が高揚し、その瞬間に脳は一斉に活性化するのです。みなさんもこうした経験をしたことがあるでしょう。暗い気持ちがパッと晴れるような、暗闇の中、電球の明かりがパッと光るような、そんな感覚です。

まちがいさがしは、こうしたひらめきに似た感覚を日常で手軽に体験できる優れた脳トレでもあるのです。

本書のまちがいさがしには、1問につき5つのまちがいが隠れています。つまり、ひらめきに似た感覚を体験できるチャンスが、1問につき5回も用意されているのです。

いぬのかわいい表情やしぐさに
ときめきを感じて癒される脳活

まちがいさがしの脳活効果

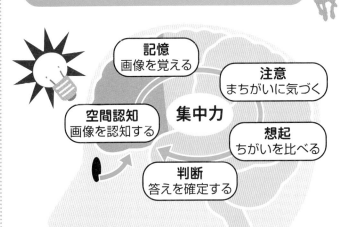

おまけに、本書のまちがいさがしの題材は、みなさんも（私も）大好きな「いぬの写真」。表情豊かないぬたちの愛くるしい瞬間が集められています。

暗いニュースが多い昨今、かわいさを極めたいぬたちの表情やしぐさを見るだけで、思わず顔がほころび、心が癒され、暗い気持ちがフッと軽くなるのではないでしょうか。

事実、認知症の患者さんたちに動物と触れ合ってもらったり、動物の写真を見てもらったりすると、表情がパッと明るくなり、失われていた記憶を取り戻したり、不可解な言動が減ったりすることを、日々の診療でよく経験します。

ある研究によれば、「いぬを飼っている人は長生きをする傾向がある」との報告もあります。まさに、いぬは人類の友なのです。

まちがいさがしをするときは、いぬをなでたときの毛並みの感触、感情を表すしっぽの動き、キャンキャン、クンクン、ワンワンなど、どんな鳴き声を発しているのかなど、写真では得られない情報にも想像を巡らせてみてください。吹き出しのセリフをつぶやいても楽しいですね。脳全体のさらなる活性化につながるはずです。

さらに、まちがいさがしをするときは、一人でじっくり解くのもいいですが、家族や仲間とワイワイ競い合いながら取り組むのもおすすめです。「いぬってこんな行動をするよね」「ここがかわいいよね」と、いぬの話に花を咲かせながら取り組

むと、自然と円滑なコミュニケーションが生まれ、脳にとってさらにいい効果が期待できます。

最近、「脳への刺激が足りない」「ついボンヤリする」「ボーッとテレビばかりみている」……そんな人こそ、まちがいさがしの新習慣を始めてみましょう。めんどうなことは何一つありません。何しろ「ワンミニット、1分見るだけ！」でいいのですから。それだけで、記憶力をはじめとする脳の力を瞬間的に強化することにつながるのです。

まだ半信半疑の方は、問題に取り組んでみてください。一とおりクリアするころには、1分以内にまちがいを探すときの「ドキドキ」と「ワクワク」、そしていぬのかわいさに思わずキュンとしてしまう「ときめき」で、夢中になっているはずです。

ときめきを感じて癒されながら没頭して脳を活性化できるいぬのまちがいさがしは、まさに最強の脳トレの一つといっていいでしょう。

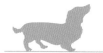

まちがいさがしの6大効果

空間認知力を強化

物の位置や形状、大きさを正確に把握する脳力が高まるので、物をなくしたり、道に迷ったり、何かにぶつかったり、転倒したり、車の運転ミスをしたりという状況を避けやすくなる。

記憶力を強化

特に短期記憶の力が磨かれ、物忘れをしたり、物をなくしたり、同じ話を何度もしたり、仕事や料理などの作業でモタついたりすることを防ぎやすくなる。

想起力を強化

直前の記憶を何度も思い出す必要があるので想起力が磨かれ、人や物の名前が出てこなくなったり、アレソレなどの言葉が増えたり、会話中に言葉につまったりするのを防ぎやすくなる。

注意力を強化

些細な違いや違和感に気づきやすくなるため、忘れ物や見落としが少なくなり、うっかりミスが防げて、めんどうな家事や仕事もまちがいなくこなせるようになる。

判断力を強化

とっさの判断ができるようになるため、道を歩いているときに車や人をうまく避けられたり、スーパーなどで商品を選ぶときに的確な選択が素早くできたりする。

集中力を強化

頭がさえている時間が長くなり、テレビのニュースや新聞の内容をよく理解できて、人との会話でも聞き逃しが少なくなる。根気が続くようになり趣味や仕事が充実してくる。

●本書のまちがいさがしのやり方●

人事採用犬

正

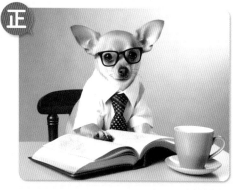

誤

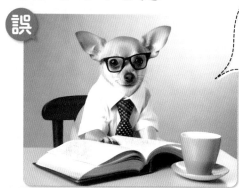

うん、キミの意見をもっと聞かせてくれたまえ

→解答は64ページ

「正」と「誤」を見比べて、まず、1分間にまちがい（相違点）を何個見つけられるか数えてください。1問につきまちがいは5つ隠れています。全部見つけられなかったときは、次に、5つのまちがいをすべて見つけるまでの時間を計測してください。楽しみながら解くのが、脳活効果を高めるコツです。

1 はっ犬

小さい秋
見つけたよ

1分で 見つけた数	個
全部見つける までの時間	分　秒

正

◆解答は64ページ

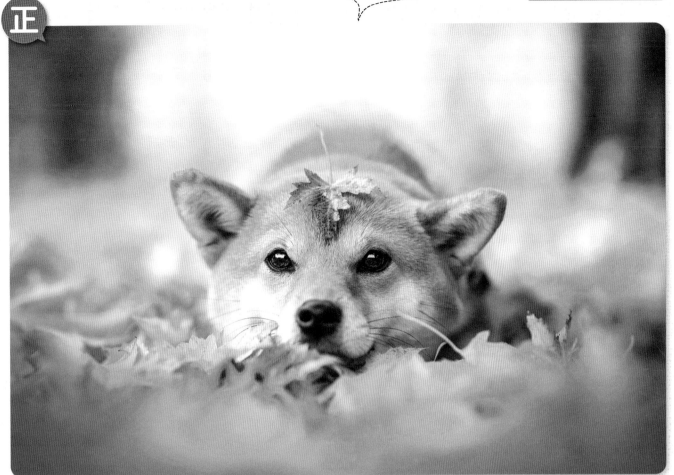

誤 まちがいは5つ。1分で探してわん。

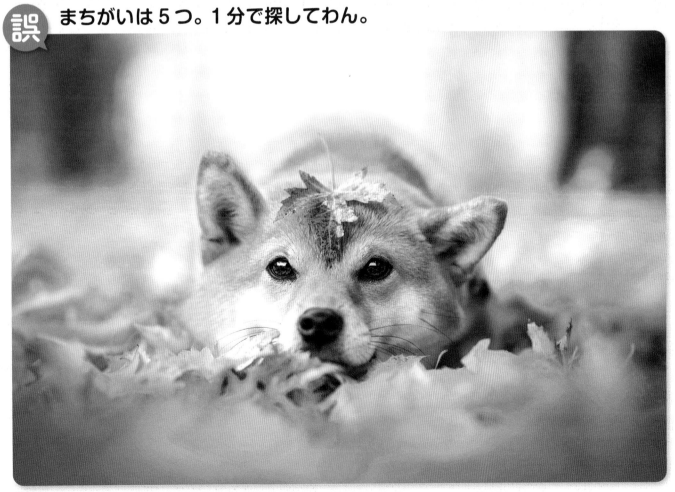

② タクシー犬

1分で見つけた数	個
全部見つけるまでの時間	分　秒

正

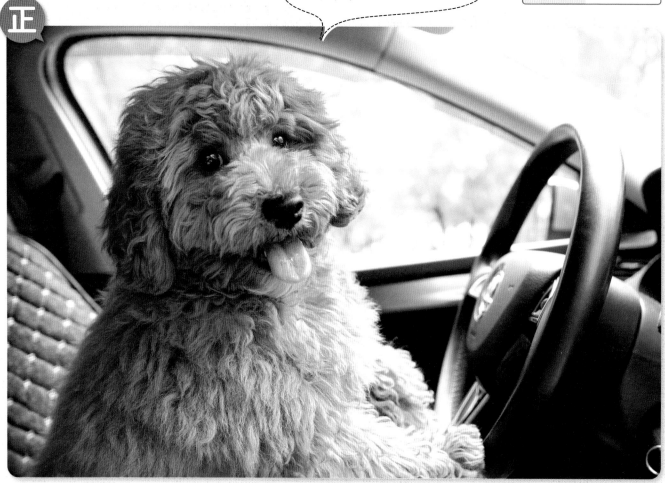

誤 まちがいは5つ。1分で探してわん。

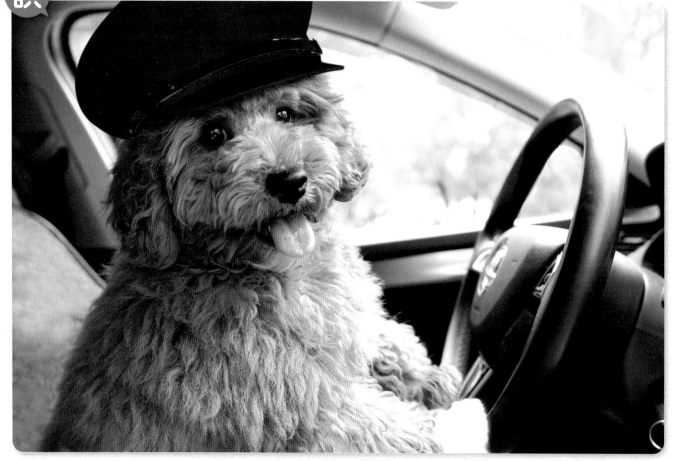

6

➡ 解答は64ページ

③ サヨナラ犬

正

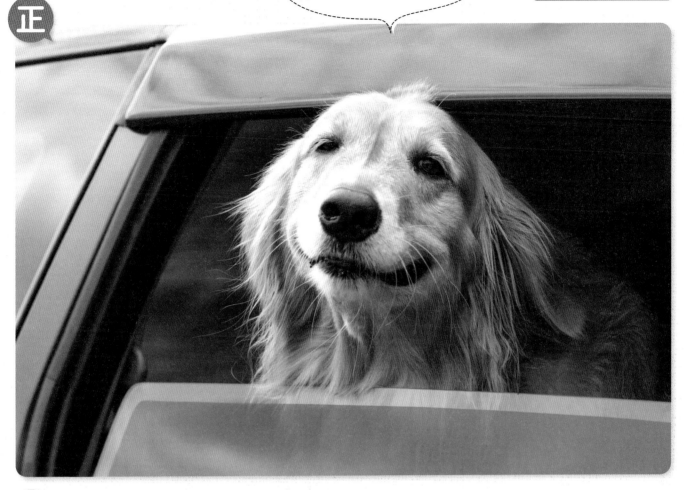

誤　まちがいは5つ。1分で探してわん。

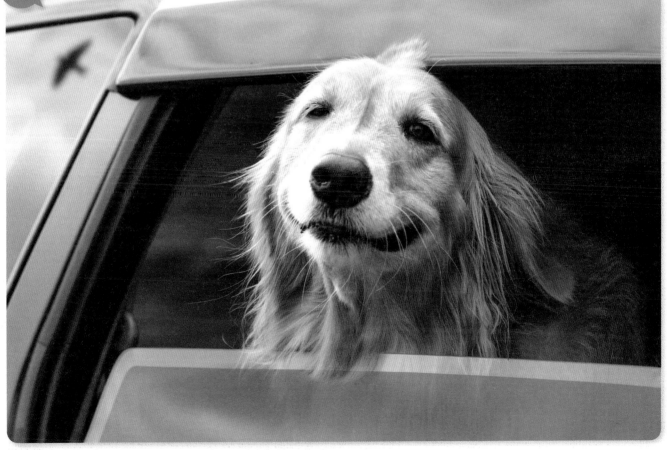

→解答は64ページ

7

1分で 見つけた数		個
全部見つける までの時間	分	秒

正

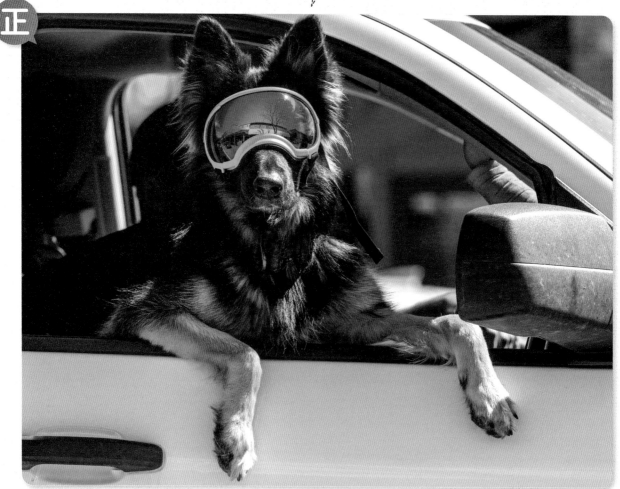

よぉ、乗ってかねーか？
散歩よりらくだぜ

誤

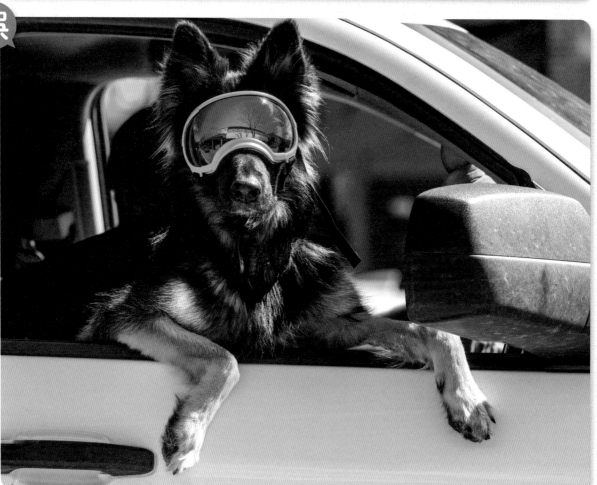

まちがいは5つ。1分で探してわん。

➡解答は64ページ

8

⑤ 幸運犬

四つ葉のクローバー、見つかってよかったね

1分で見つけた数	個
全部見つけるまでの時間	分　秒

正

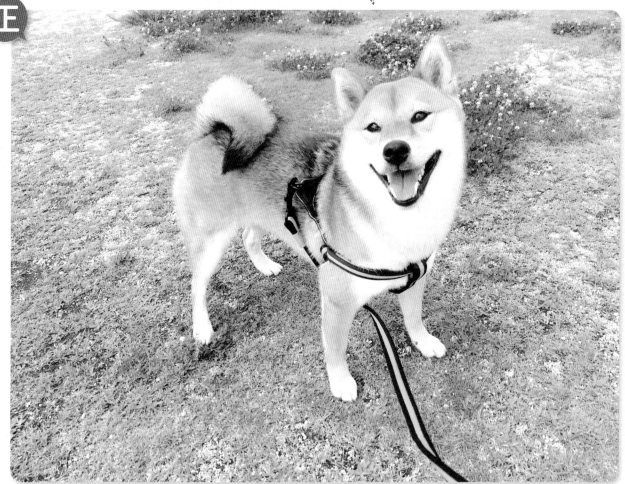

誤

まちがいは5つ。1分で探してわん。

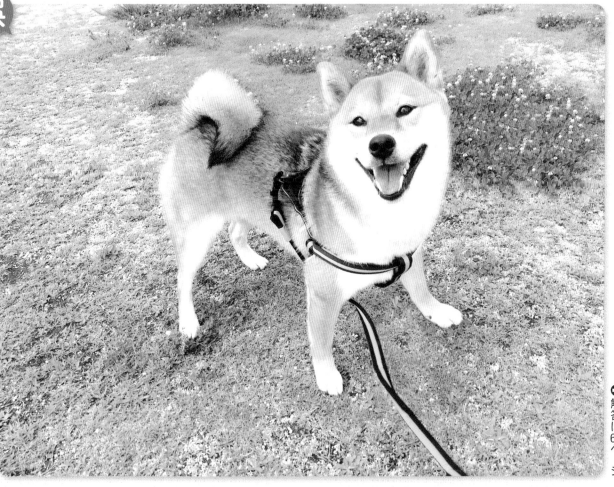

➡ 解答は64ページ

⑥ おのぼり犬

➡解答は64ページ

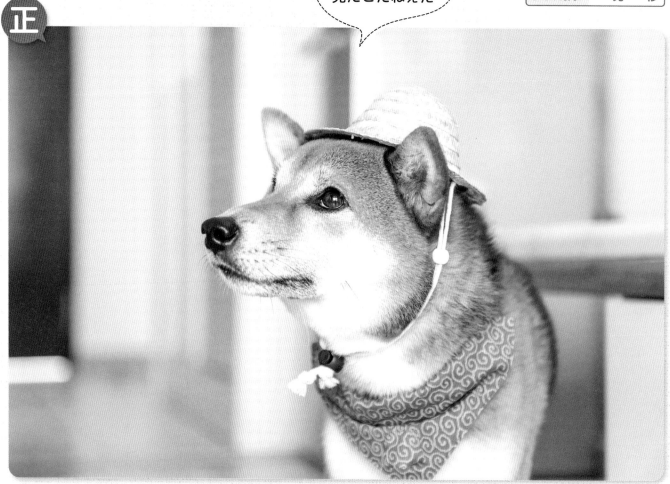

まちがいは5つ。1分で探してわん。

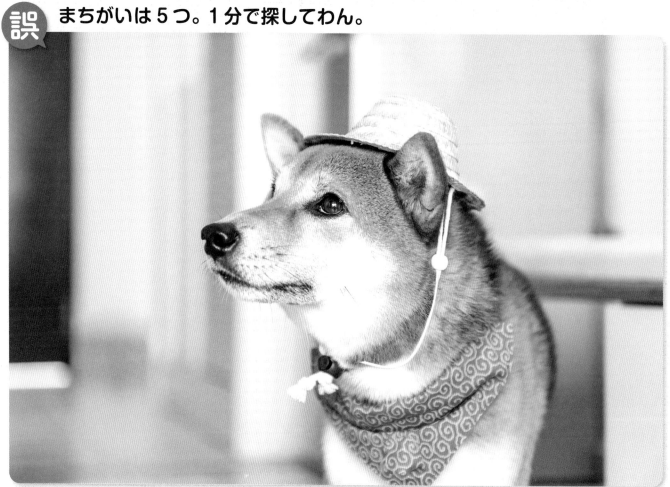

➡解答は64ページ

7 社長犬

正

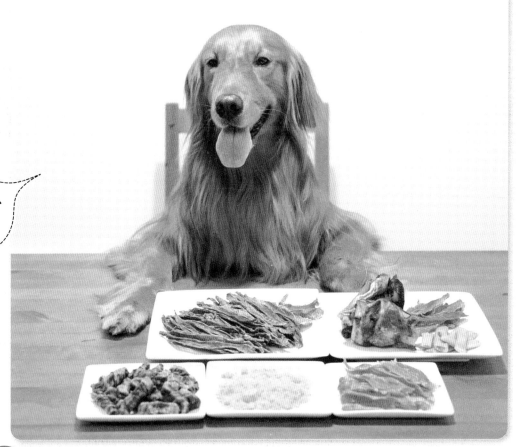

わが社のジャーキー、どれが1番うまいと思うかね？

誤

まちがいは5つ。1分で探してわん。

1分で見つけた数	個
全部見つけるまでの時間	分　秒

→解答は65ページ

8 先生犬

はい、ここまでで
質問のある人は？

1分で見つけた数	個
全部見つけるまでの時間	分　秒

正

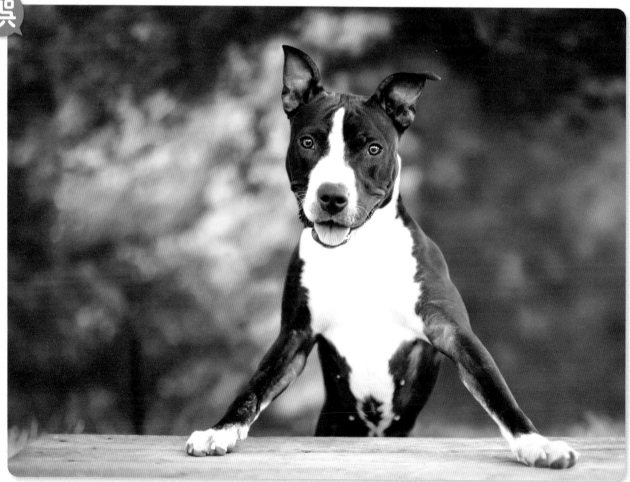

誤

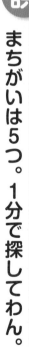

まちがいは5つ。1分で探してわん。

● 解答は65ページ

12

⑨ 童謡犬

本当はコタツで
丸くなりたいです…

正

→ 解答は65ページ

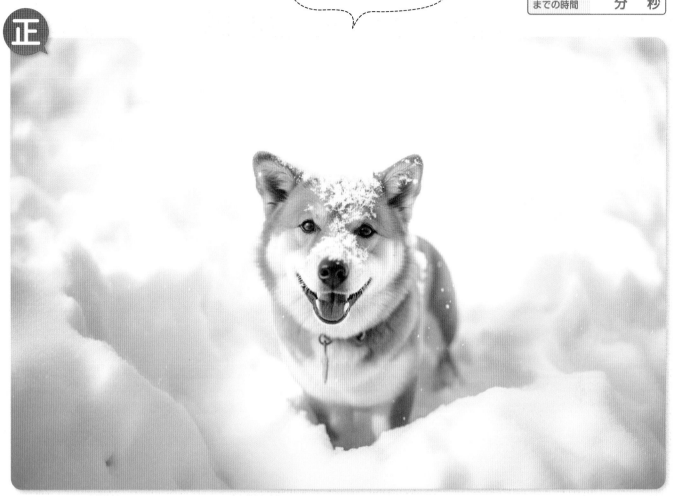

誤 まちがいは5つ。1分で探してわん。

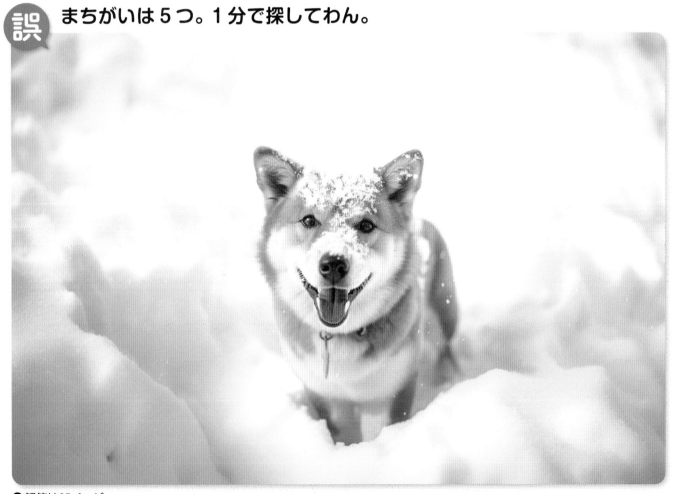

⑩ おどし犬

正

> ちょっとでも動いてみろ、こいつの股間がヤバいことになるぜ

➡解答は65ページ

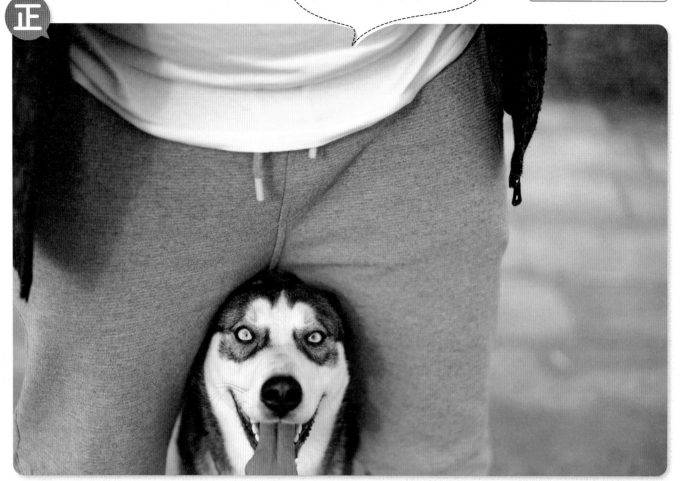

誤 まちがいは5つ。1分で探してわん。

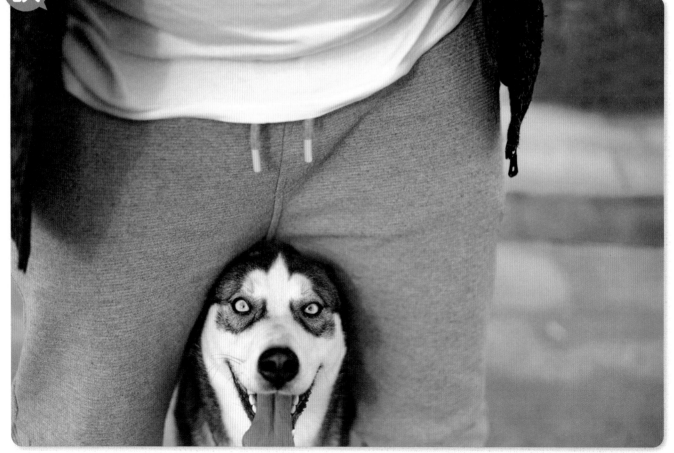

11 しかられ犬

正

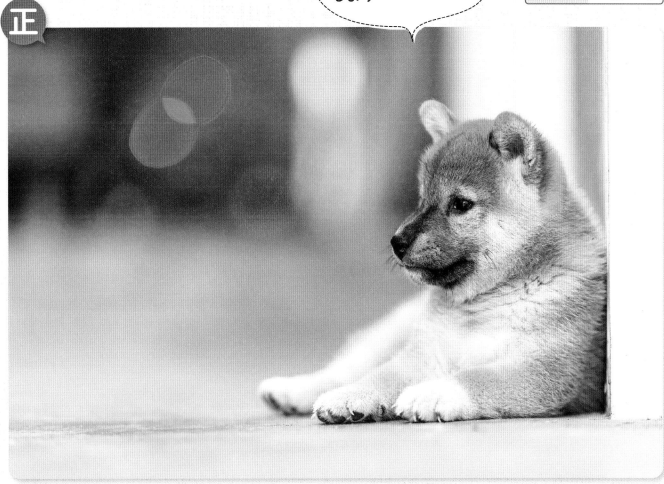

家出して5分。
やっぱりごめんなさい
しよう…

誤 まちがいは5つ。1分で探してわん。

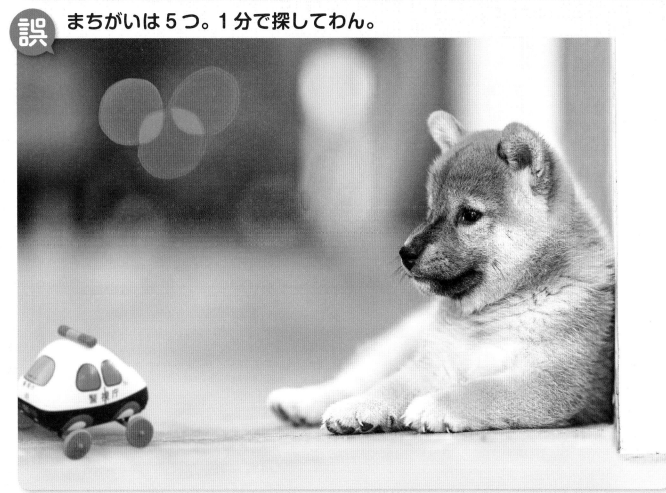

➡解答は65ページ

15

⑫ くたびれ犬

なにっ!? まだ3段しか上ってない、だと？

正

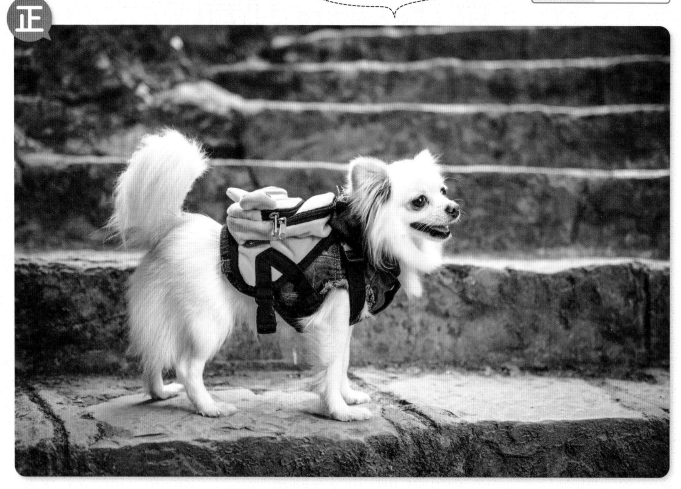

誤 まちがいは5つ。1分で探してわん。

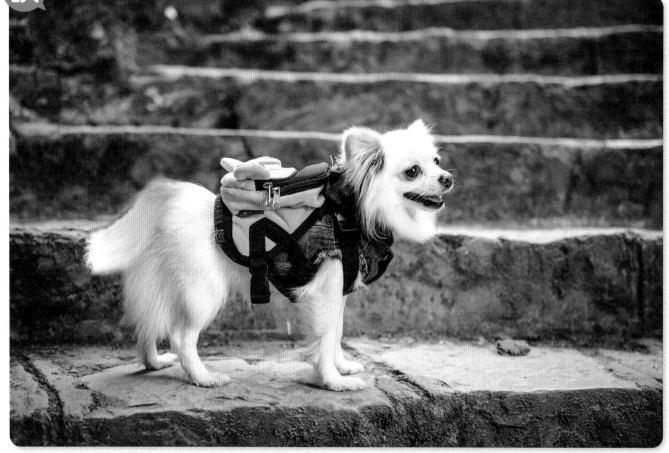

➡ 解答は65ページ

13 パラボラアンテナ犬

これしてから
いつもテレビの音が
聞こえるんだけど

正

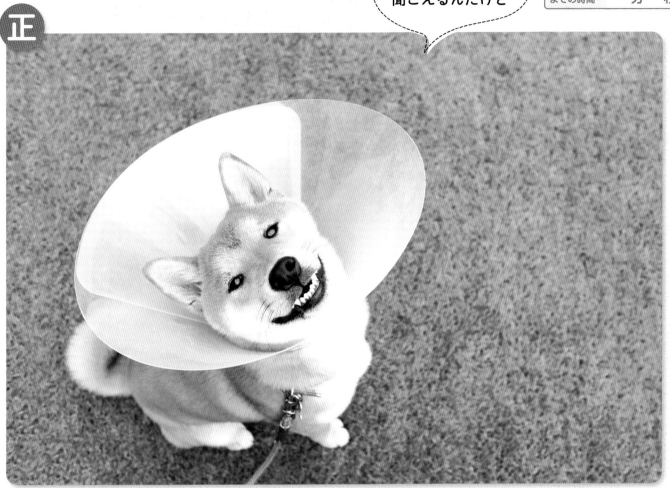

→解答は65ページ

誤 まちがいは5つ。1分で探してわん。

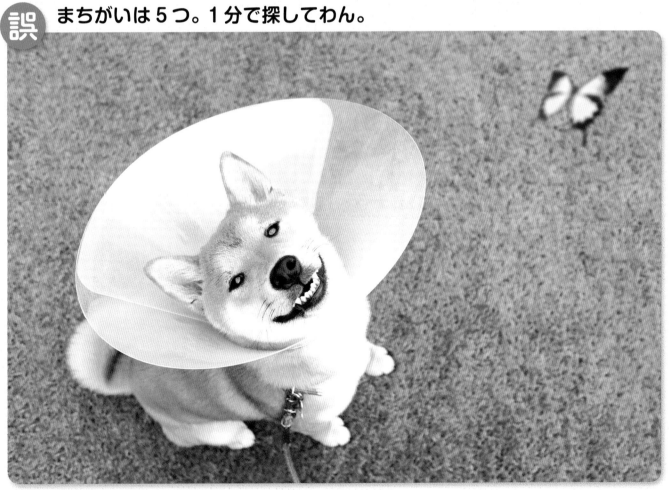

また、わざとプールに
ボールを投げましたよね？

1分で見つけた数	個
全部見つけるまでの時間	分　秒

正

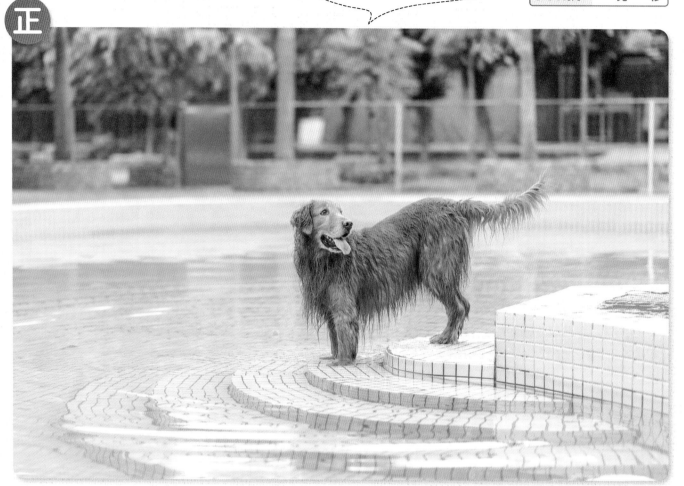

誤　まちがいは5つ。1分で探してわん。

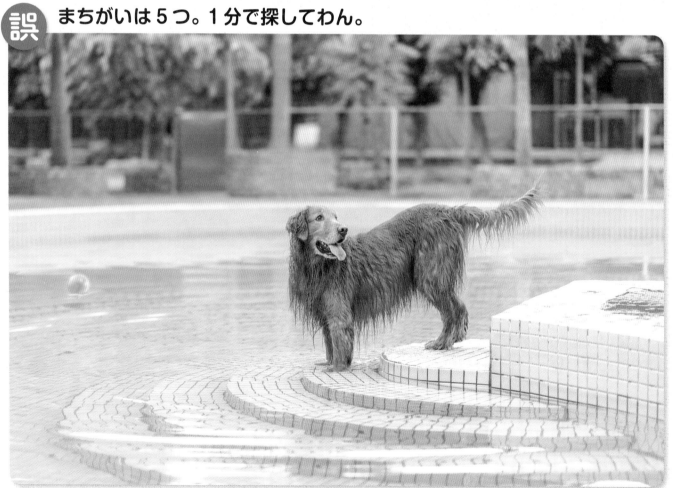

正

そ、そんな
お菓子でボクが
つられるとでも
思っているのか！
ジュル…

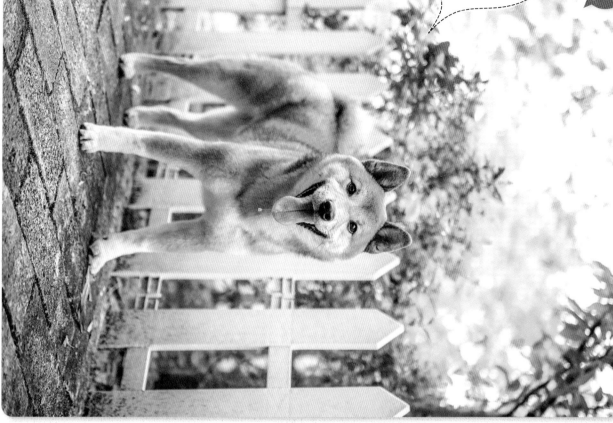

誤

まちがいは
5つ。1分で探してね。

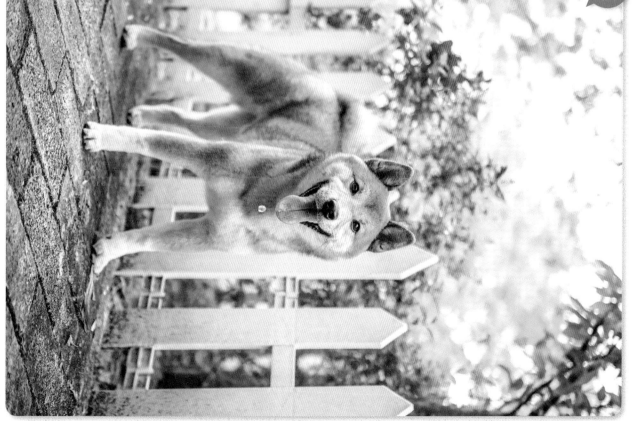

1分で 見つけた数			個
全部見つける までの時間		分	秒

解答は66ページ→

16 演歌犬

正

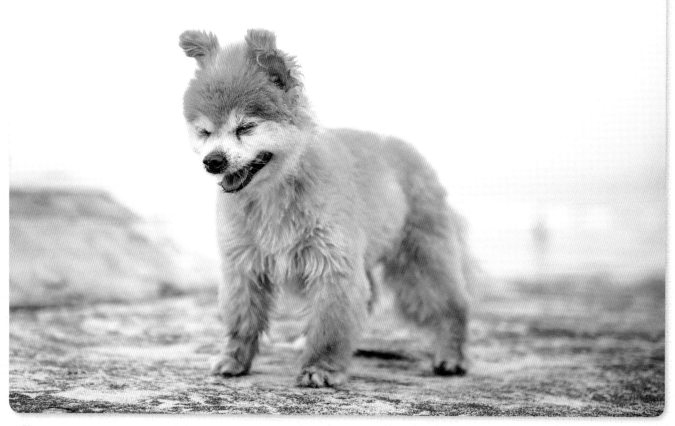

誤 まちがいは5つ。1分で探してわん。

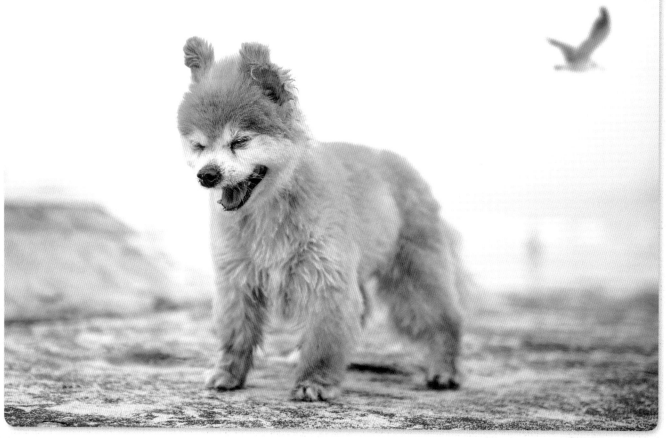

1分で見つけた数	個
全部見つけるまでの時間	分 秒

ボクの歌、
日本海に響け〜

解答は66ページ

正

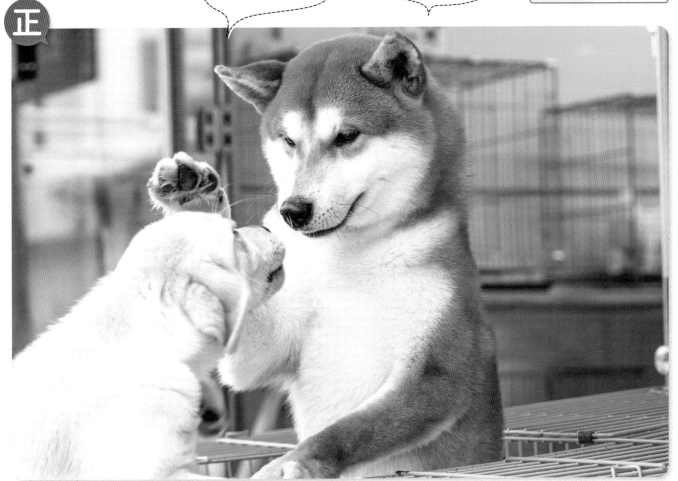

誤 まちがいは5つ。1分で探してわん。

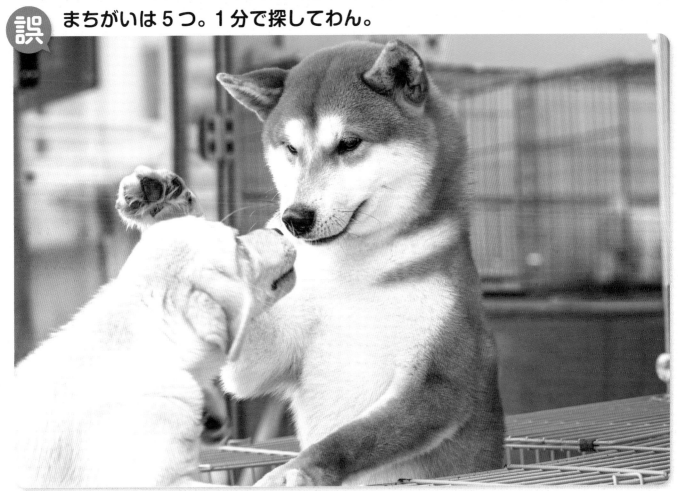

➡ 解答は66ページ

⑱ 落語犬

正

こりゃ、1本取られました。てへっ

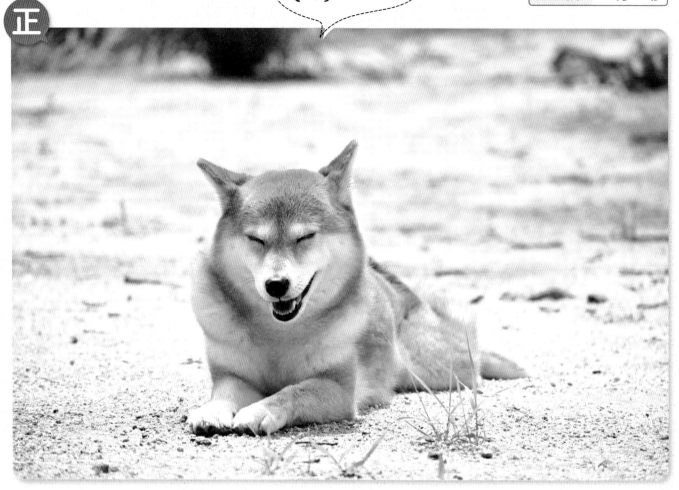

誤 まちがいは5つ。1分で探してわん。

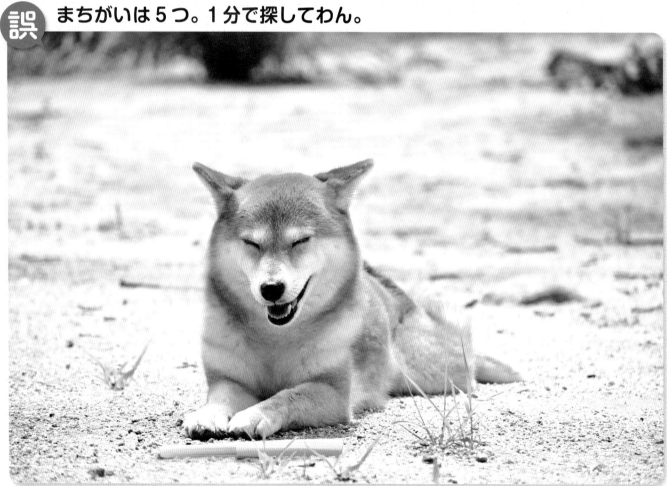

➡ 解答は66ページ

19 自慢犬

正

➡解答は66ページ

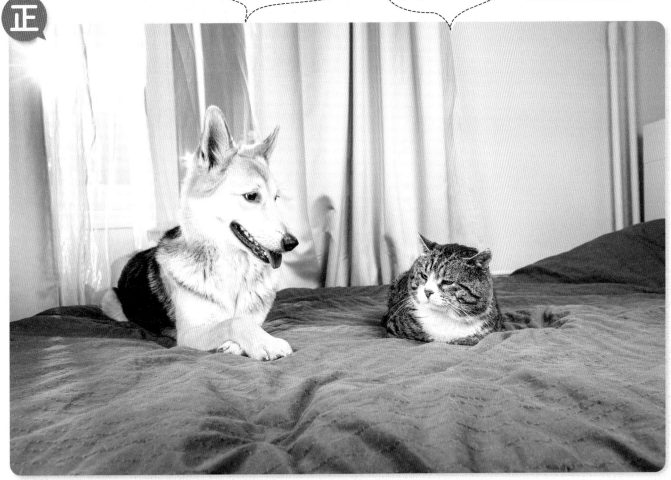

誤 まちがいは5つ。1分で探してわん。

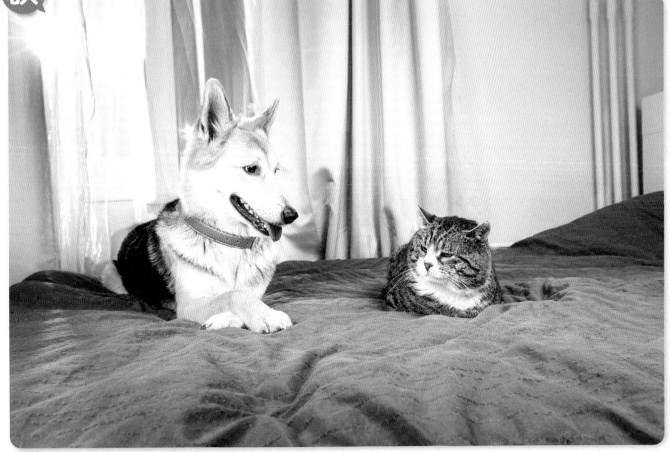

20 おんぶ犬

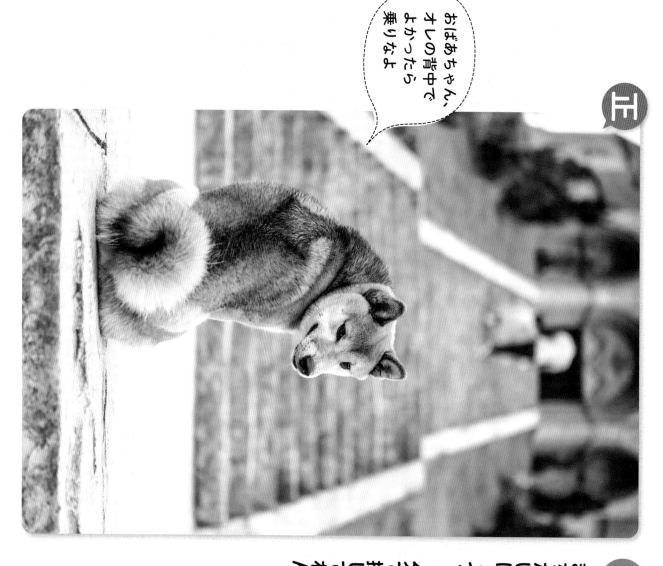

おばあちゃん、
オレの背中で
よかったら
乗りなよ

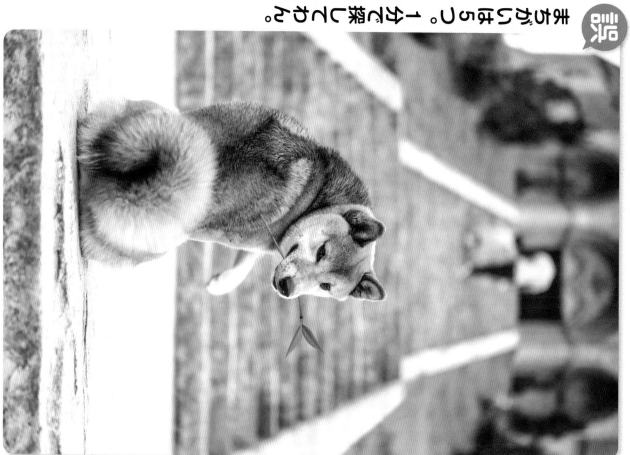

まちがいは5つ。1分で探してみよう。

1分で見つけた数	個
全部見つけるまでの時間	分 秒

解答は99ページ

21 宴会犬

一発芸、
プレーリードッグ！

正

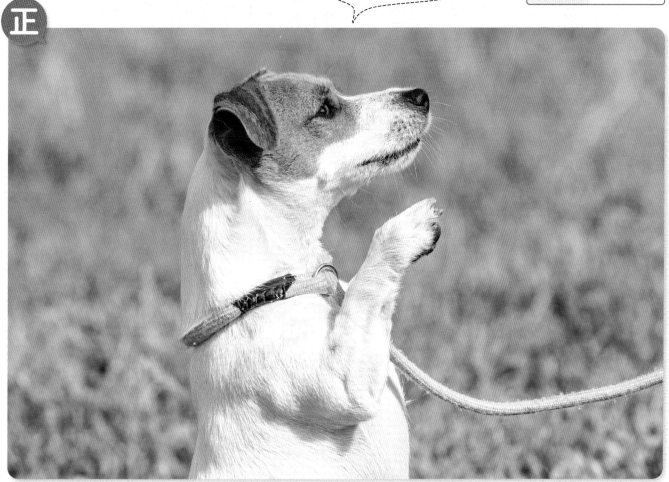

誤 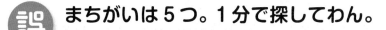 まちがいは5つ。1分で探してわん。

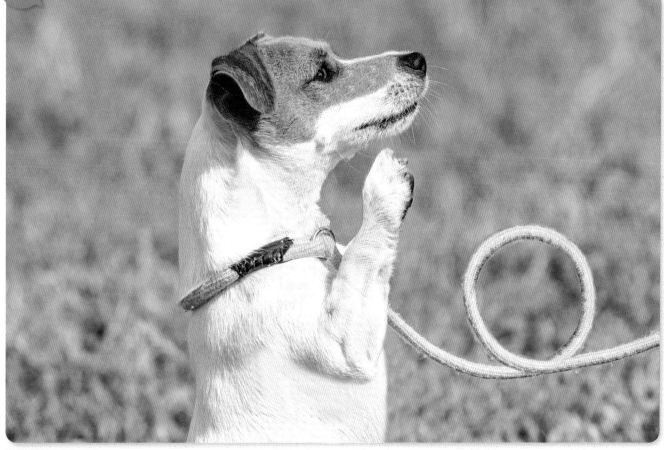

なぜ、
こうなったんだろう…

1分で見つけた数	個
全部見つけるまでの時間	分 秒

正

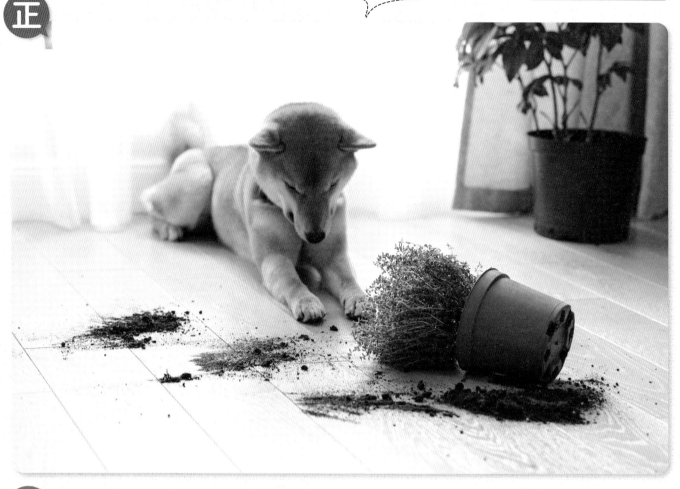

誤 まちがいは5つ。1分で探してわん。

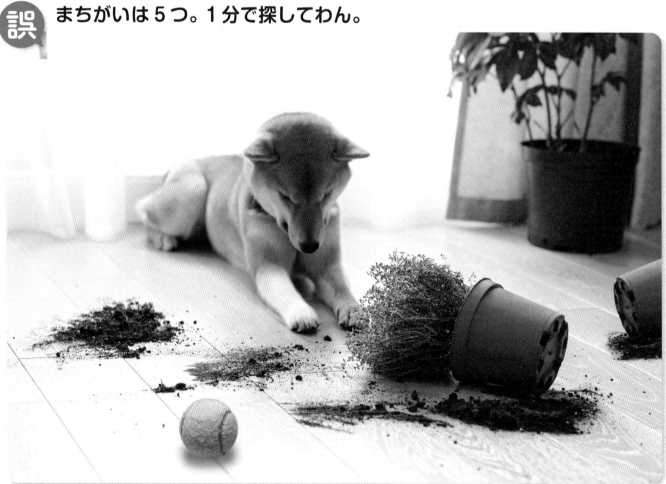

➡解答は66ページ

この道、
注射のほうやんかーっ

| 1分で 見つけた数 | 個 |
| 全部見つける までの時間 | 分　秒 |

正

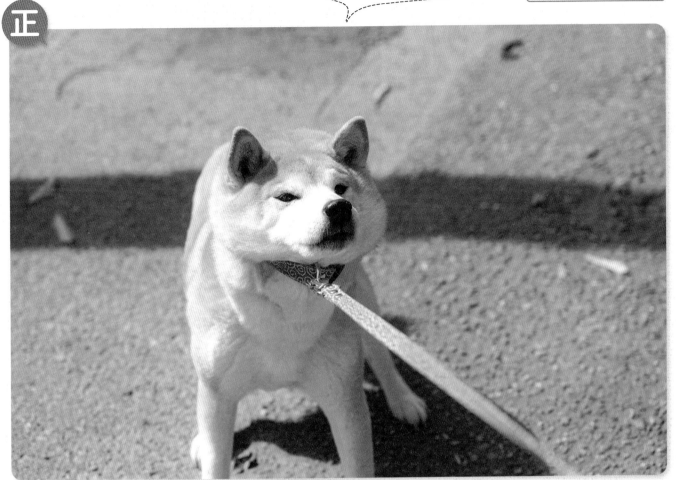

誤 まちがいは5つ。1分で探してわん。

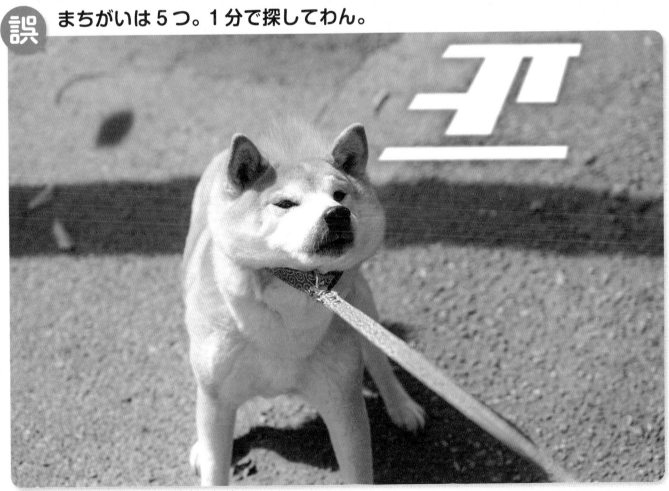

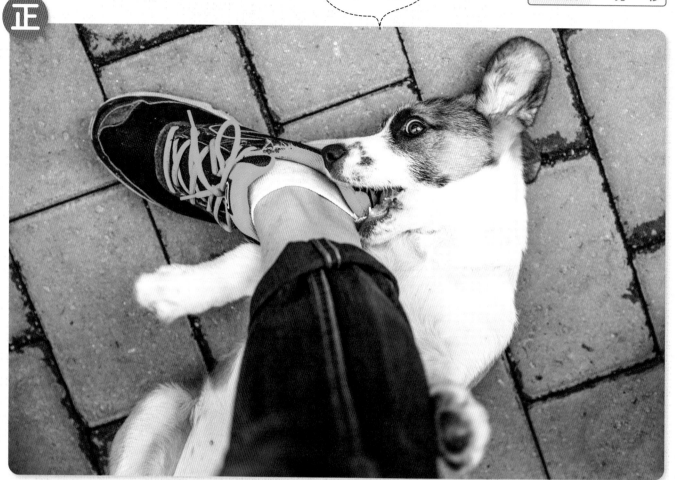

1分で 見つけた数	個
全部見つける までの時間	分 秒

まちがいは5つ。1分で探してわん。

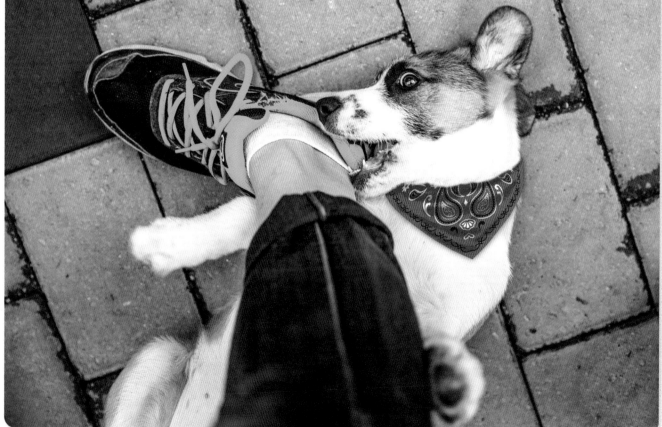

●解答は67ページ

㉕ 雲の上犬

見ててー、
雲食べるよ

正

→解答は67ページ

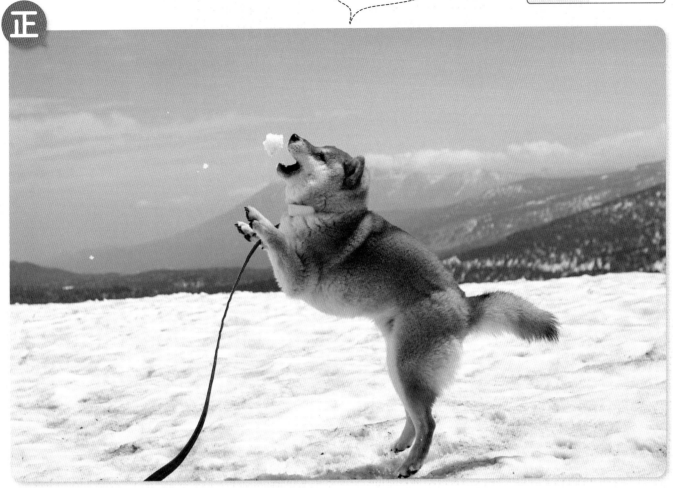

誤 **まちがいは5つ。1分で探してわん。**

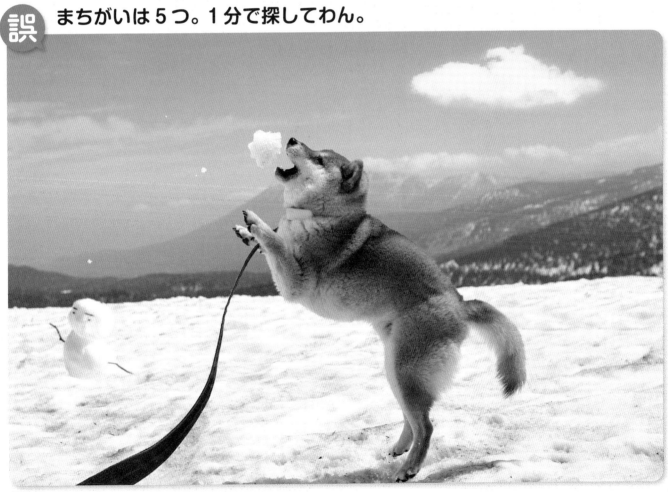

そろそろ
壊してやっか

正

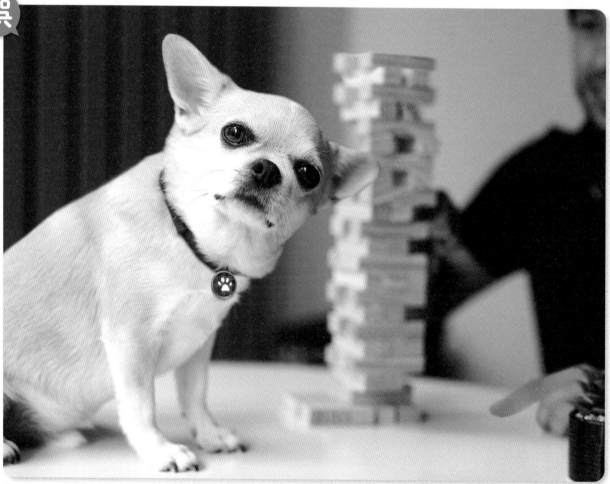

誤

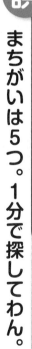

まちがいは5つ。1分で探してわん。

→ 解答は67ページ

27 救助犬

ご主人が迷路で
迷子になりました

1分で見つけた数		個
全部見つけるまでの時間	分	秒

正

→解答は67ページ

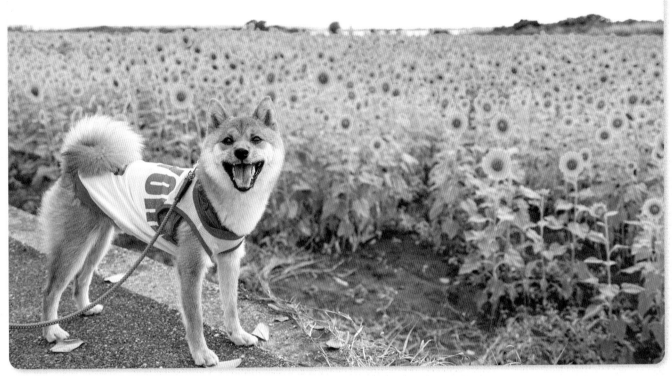

誤 まちがいは5つ。1分で探してわん。

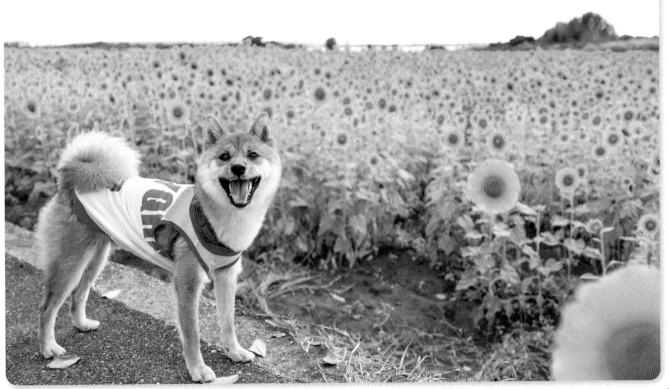

→解答は67ページ

正

姉ちゃんは、あなたのことが心配です

➡解答は67ページ

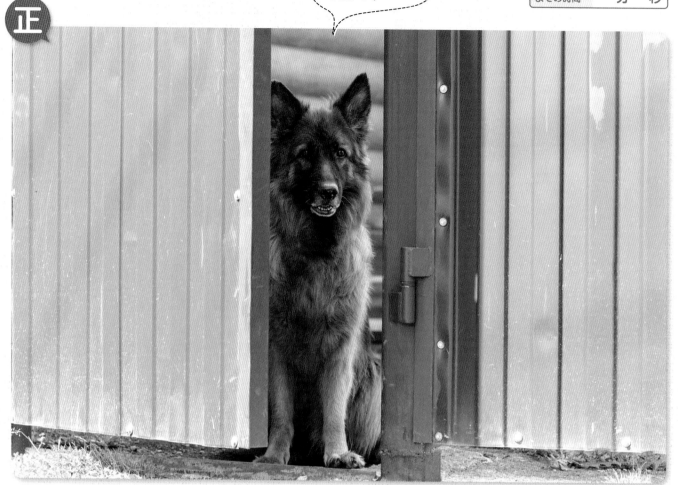

誤 まちがいは5つ。1分で探してわん。

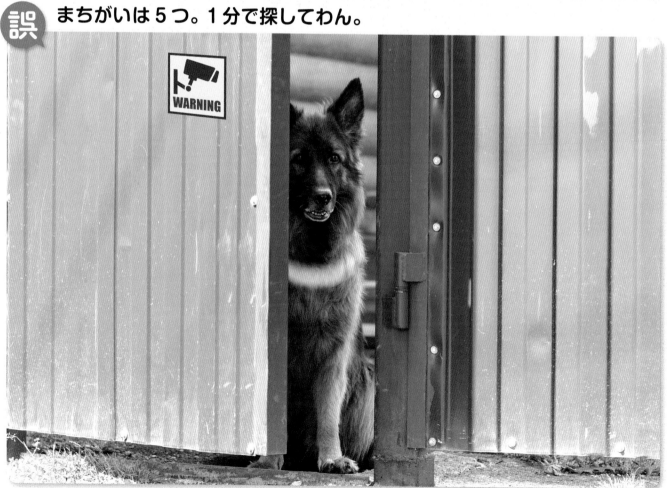

➡解答は67ページ

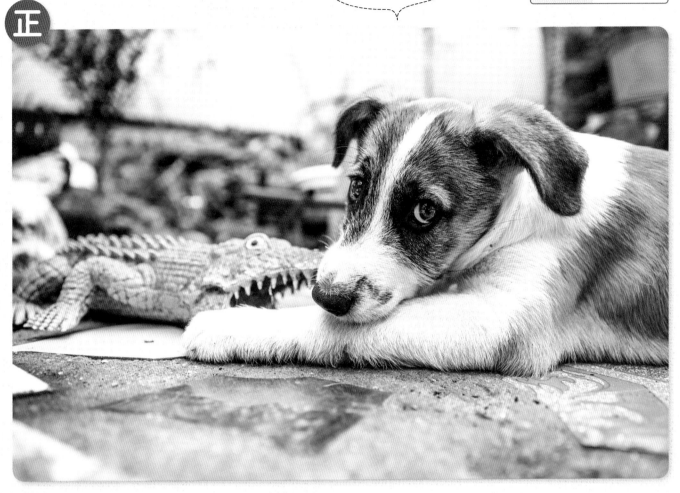

まちがいは 5 つ。1 分で探してわん。

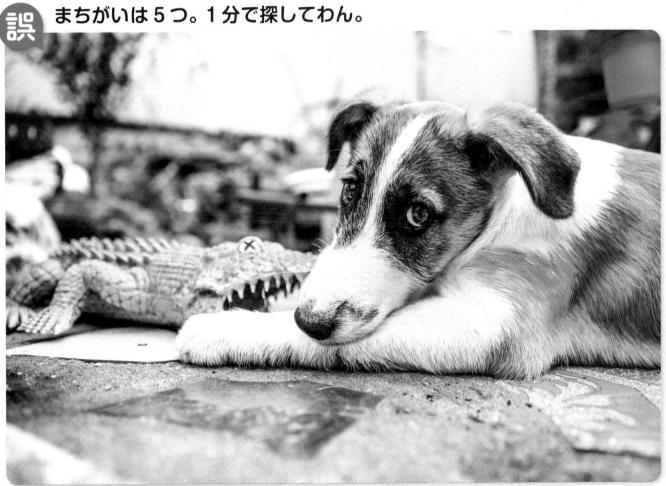

解答は67ページ

| 1分で見つけた数 | 個 |
| 全部見つけるまでの時間 | 分　秒 |

トイレのあと、石けんで洗った？

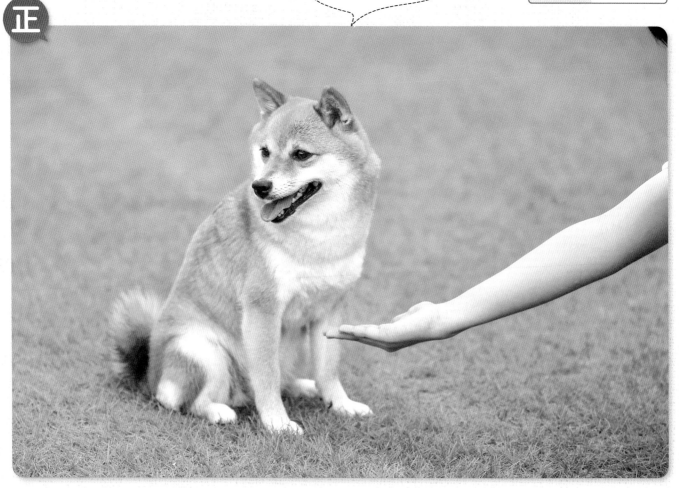

正

⭢解答は67ページ

まちがいは5つ。1分で探してわん。

誤

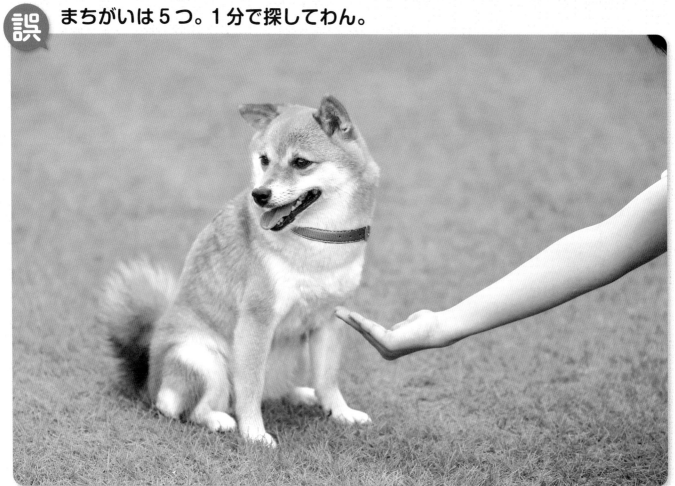

⭢解答は67ページ

31 迷子の警察犬

解答は68ページ

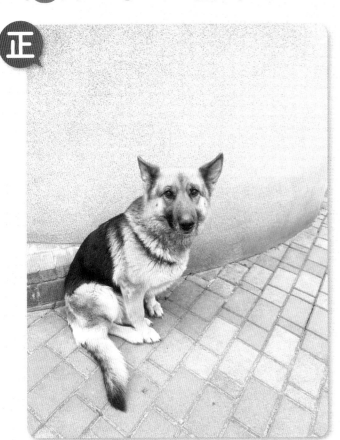

ここどこですか？

1分で見つけた数	個
全部見つけるまでの時間	分　秒

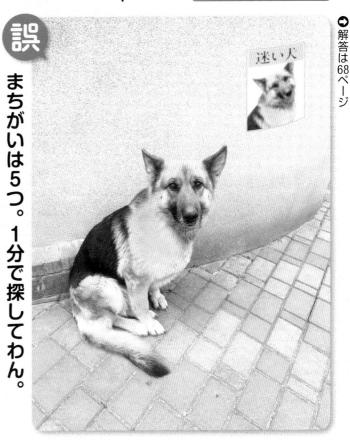

まちがいは5つ。1分で探してわん。

32 沼の妖精犬

解答は68ページ

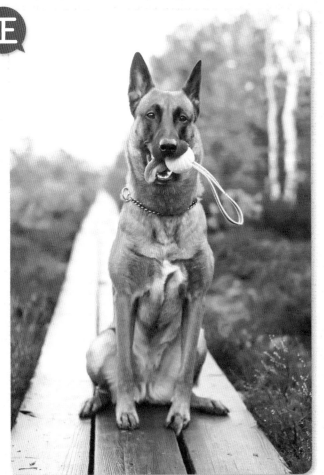

あなたが投げたのは、この金のボールですか？

1分で見つけた数	個
全部見つけるまでの時間	分　秒

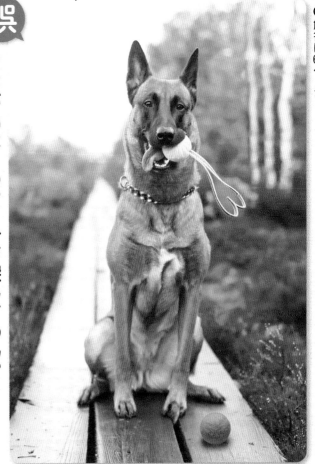

まちがいは5つ。1分で探してわん。

1分で見つけた数	個
全部見つけるまでの時間	分　秒

正

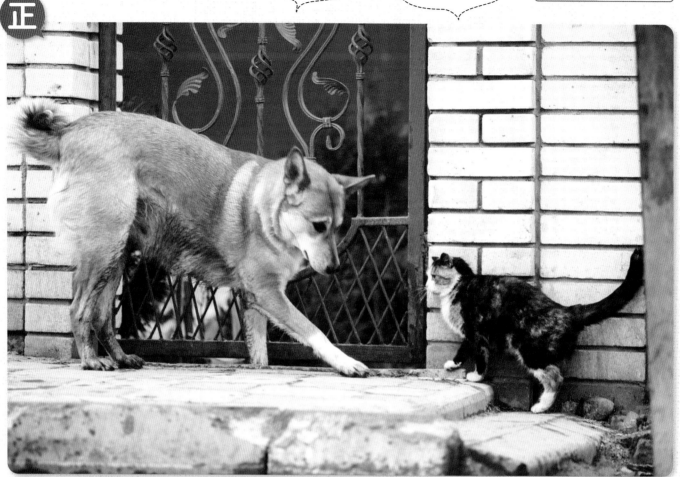

誤 まちがいは5つ。1分で探してわん。

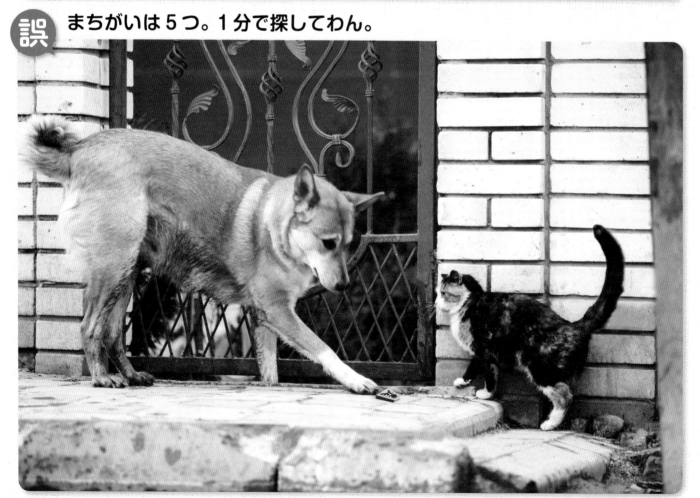

●解答は68ページ

34 紹介犬

これ、ボクの親友。
無口だけどいいヤツです

正

→解答は68ページ

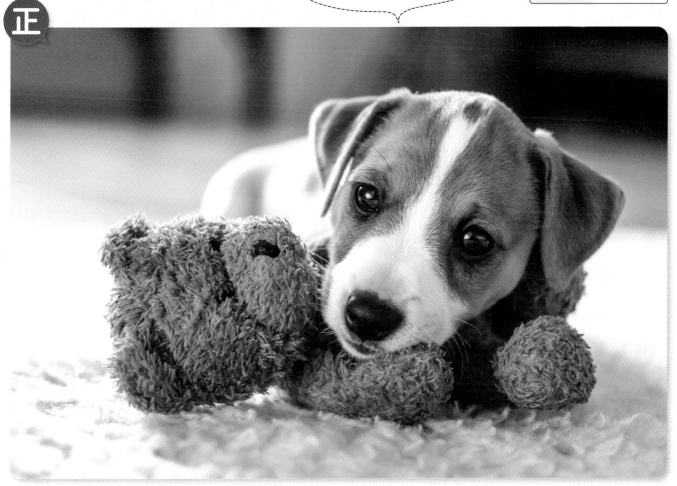

誤 まちがいは5つ。1分で探してわん。

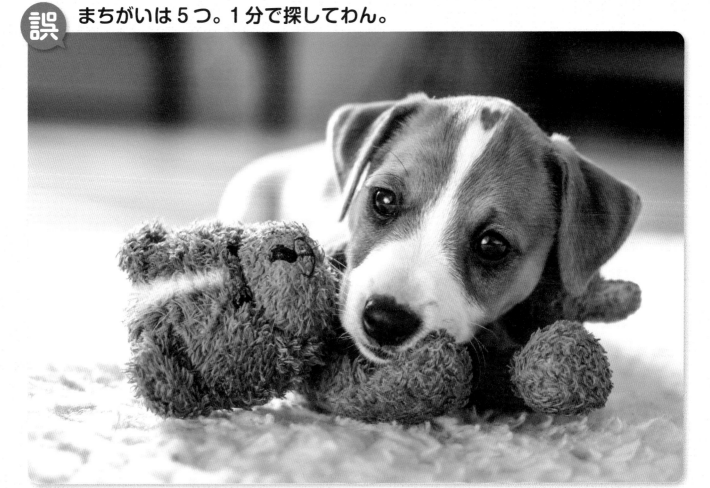

あれ？　ボクの代わりに
赤ちゃんがドッグランを
走ってる

1分で見つけた数	個
全部見つけるまでの時間	分　秒

正

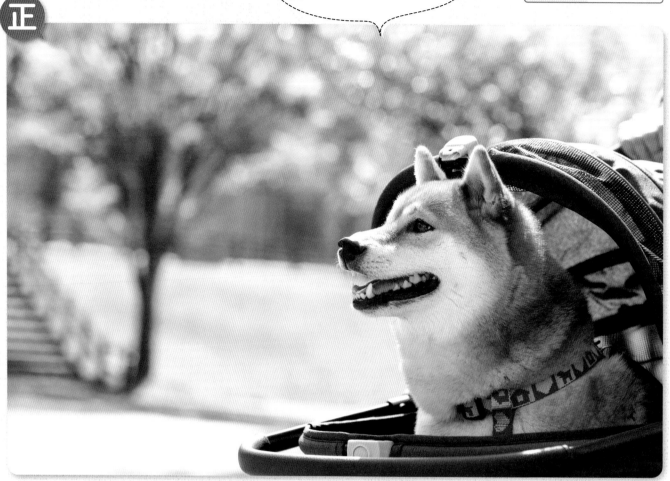

誤　まちがいは5つ。1分で探してわん。

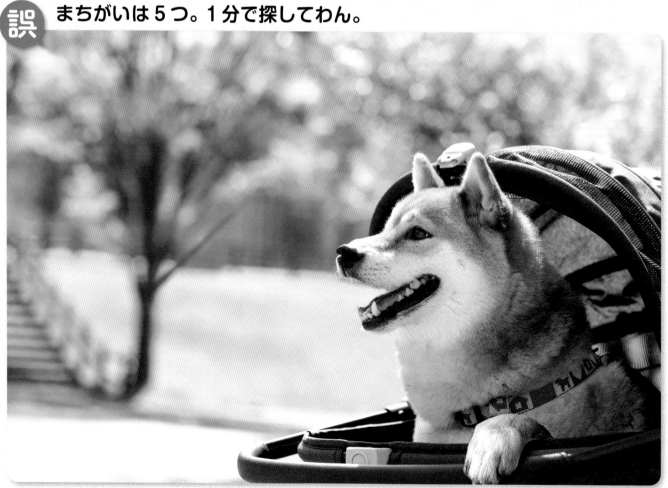

解答は68ページ

あのー、私よりハスキー君のほうが
ソリを引くのうまいと思うのですが

1分で見つけた数	個
全部見つけるまでの時間	分　秒

正

➡解答は68ページ

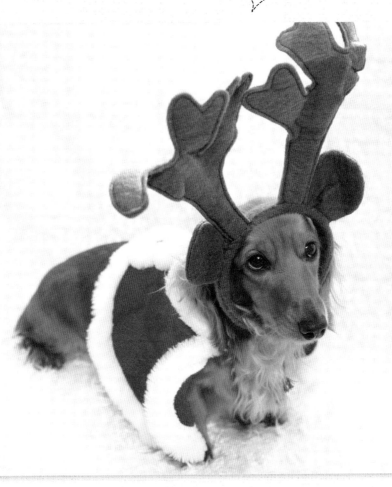

誤 まちがいは5つ。1分で探してわん。

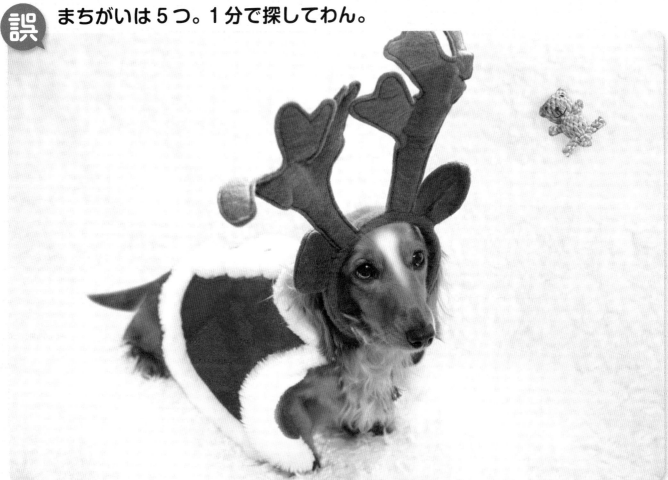

37 ツチノコ犬

正

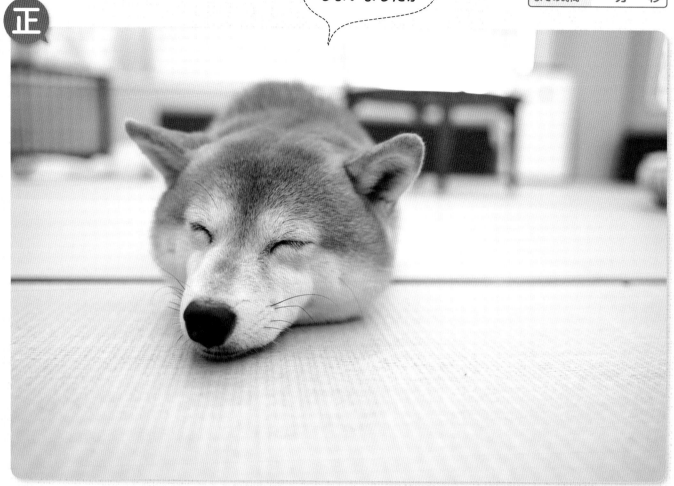

●解答は68ページ

誤 まちがいは5つ。1分で探してわん。

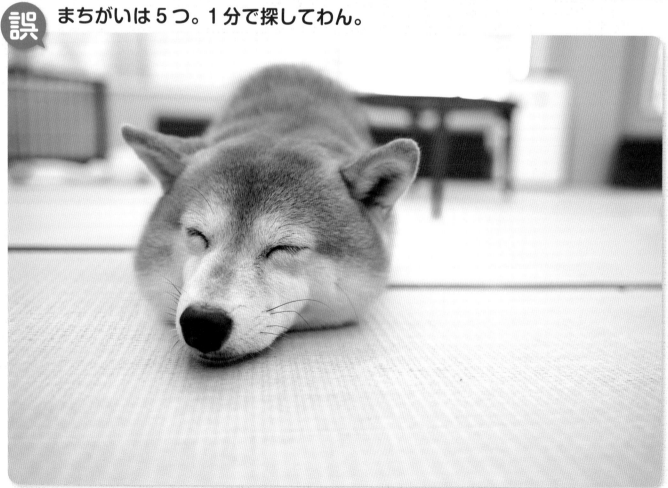

●解答は68ページ

わーい、
カボチャ、カボチャ

1分で 見つけた数		個
全部見つける までの時間	分	秒

正

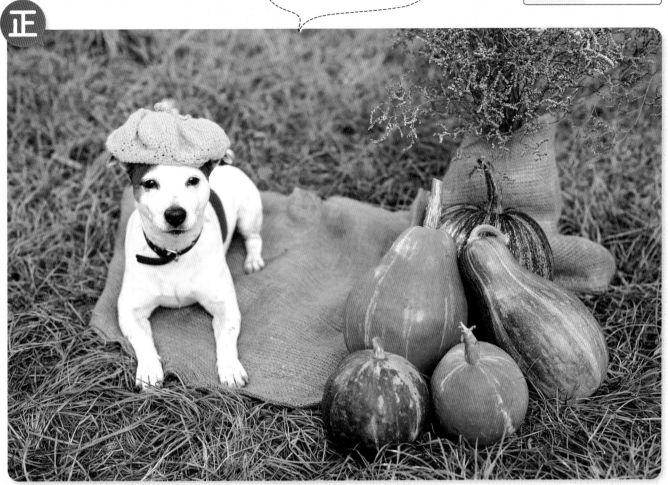

誤 まちがいは5つ。1分で探してわん。

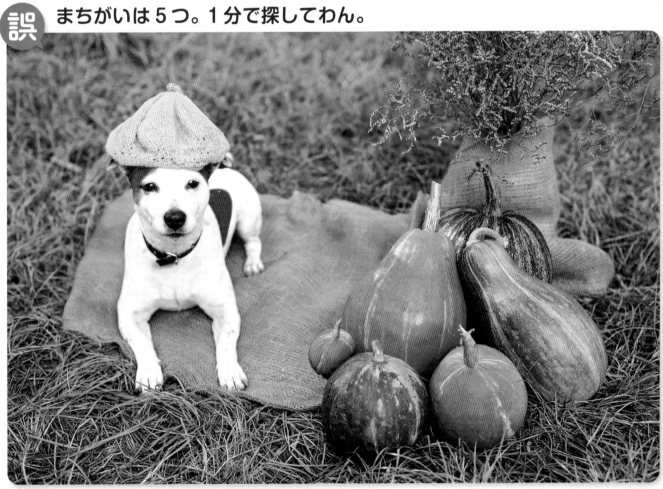

➡ 解答は69ページ

39 花かんむり犬

私が牧場の女王様？
照れるわー

正

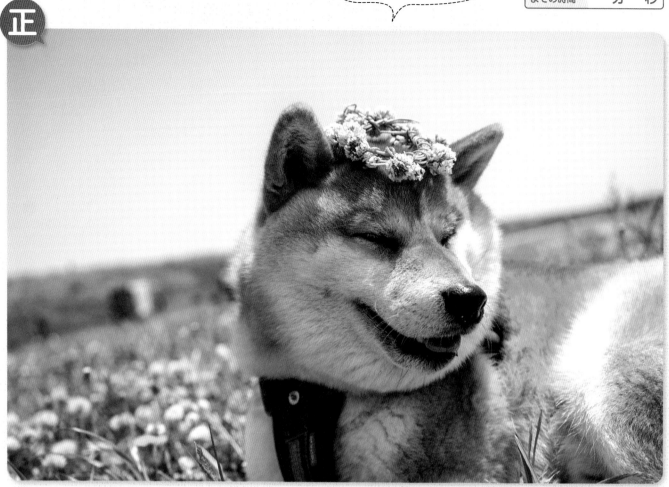

○解答は69ページ

誤 まちがいは5つ。1分で探してわん。

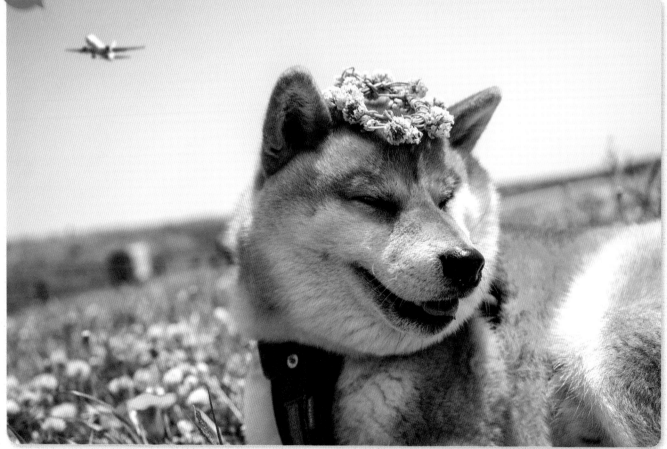

○解答は69ページ

40 師匠犬

正

いぬ転がし
でちゅ

師匠、
今の技は!?

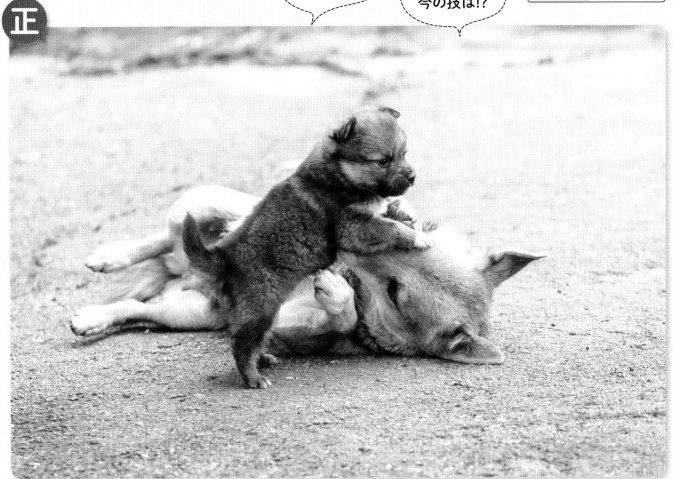

誤 まちがいは5つ。1分で探してわん。

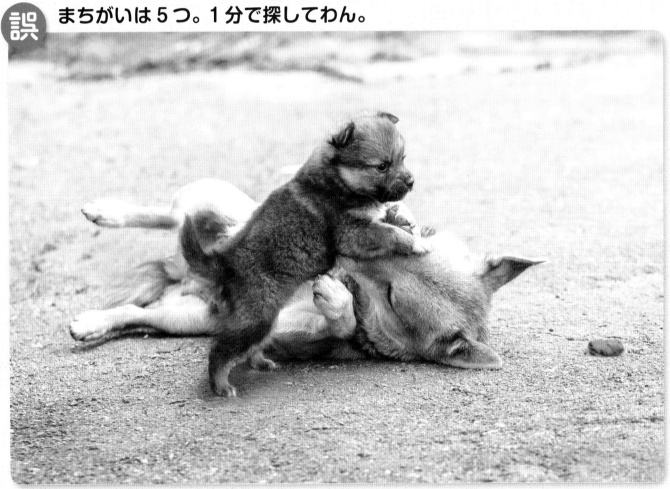

機首を上げろって
こうですか？

1分で見つけた数	個
全部見つけるまでの時間	分 秒

正

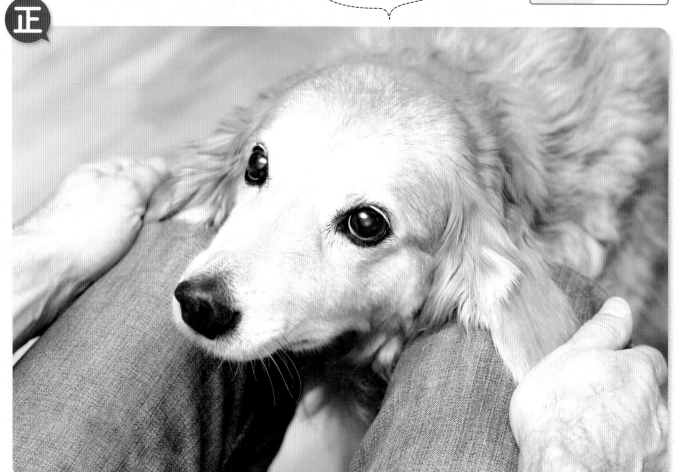

誤 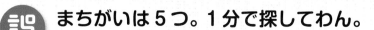 まちがいは5つ。1分で探してわん。

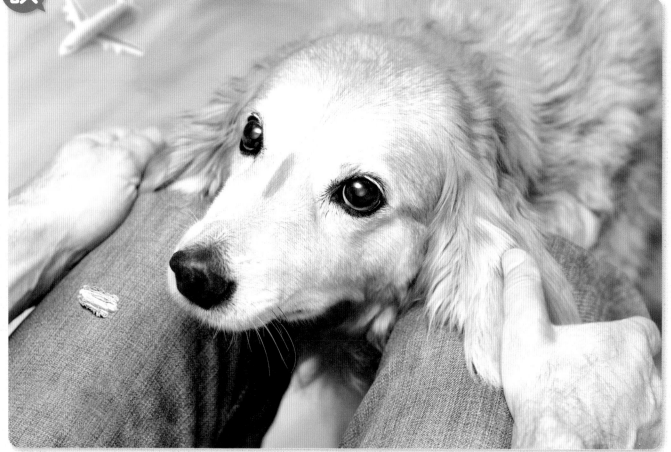

➡ 解答は69ページ

㊷ 床屋犬

正

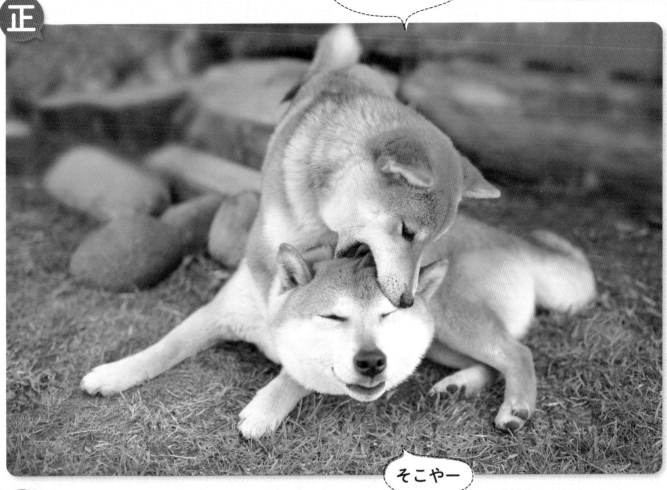

まちがいは5つ。1分で探してわん。

誤

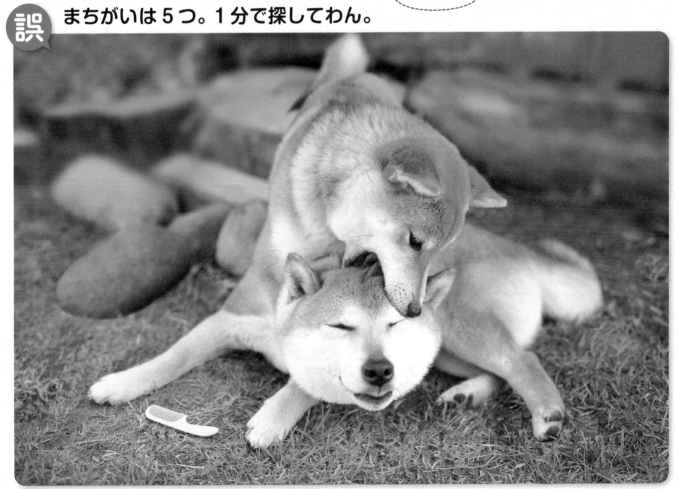

43 トイレ親切犬

ご主人もここでやります？
踏みかためときましたよ

正

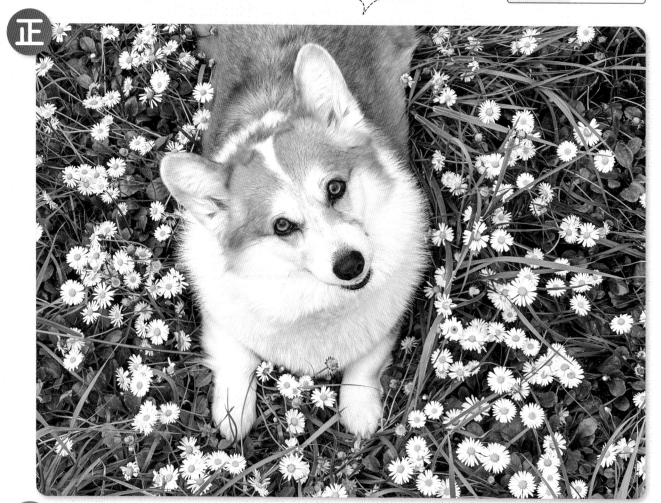

誤

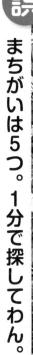

まちがいは5つ。1分で探してわん。

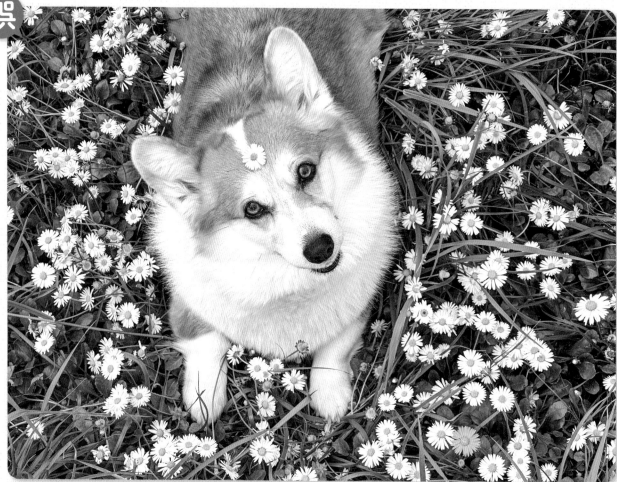

解答は69ページ

ボール投げるの？
投げないの？

1分で見つけた数		個
全部見つけるまでの時間	分	秒

正

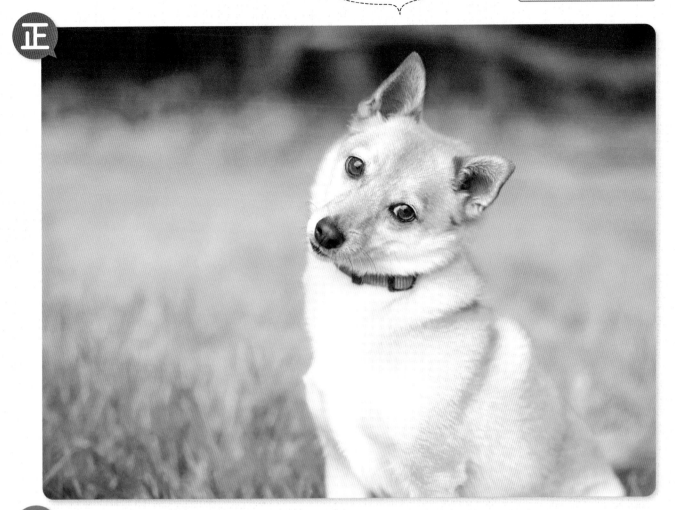

誤

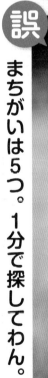

まちがいは5つ。1分で探してわん。

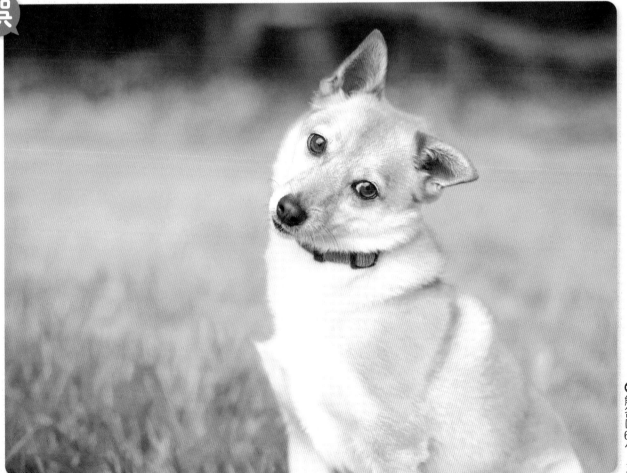

解答は69ページ

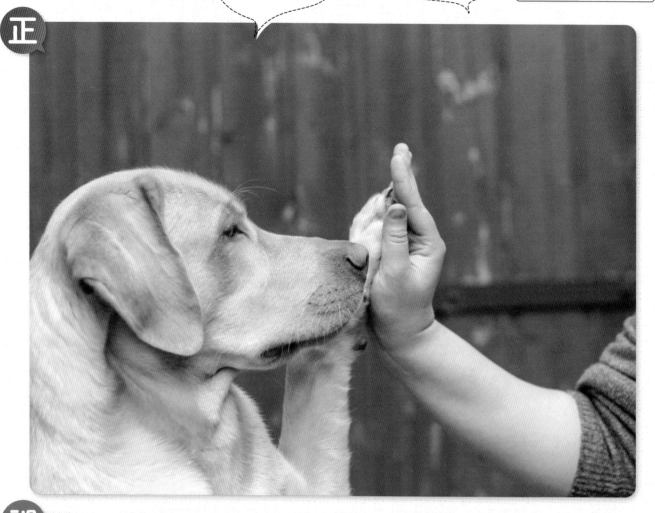

正

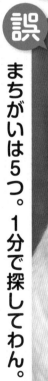

誤

まちがいは5つ。1分で探してわん。

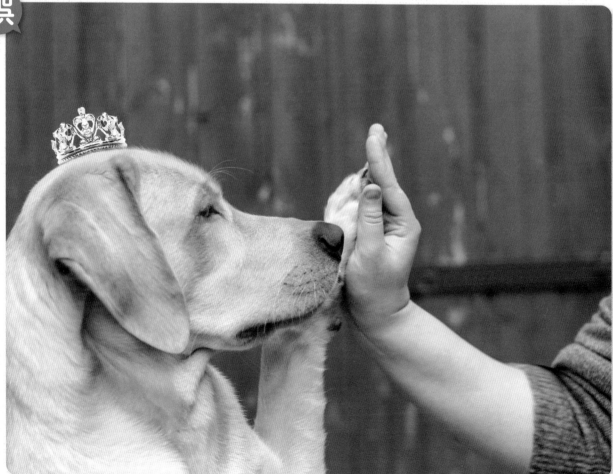

➡ 解答は69ページ

46 エステ犬

最近、
抜け毛が
ひどくって

お客さま、
フサフサですよ

1分で見つけた数	個
全部見つけるまでの時間	分　秒

正

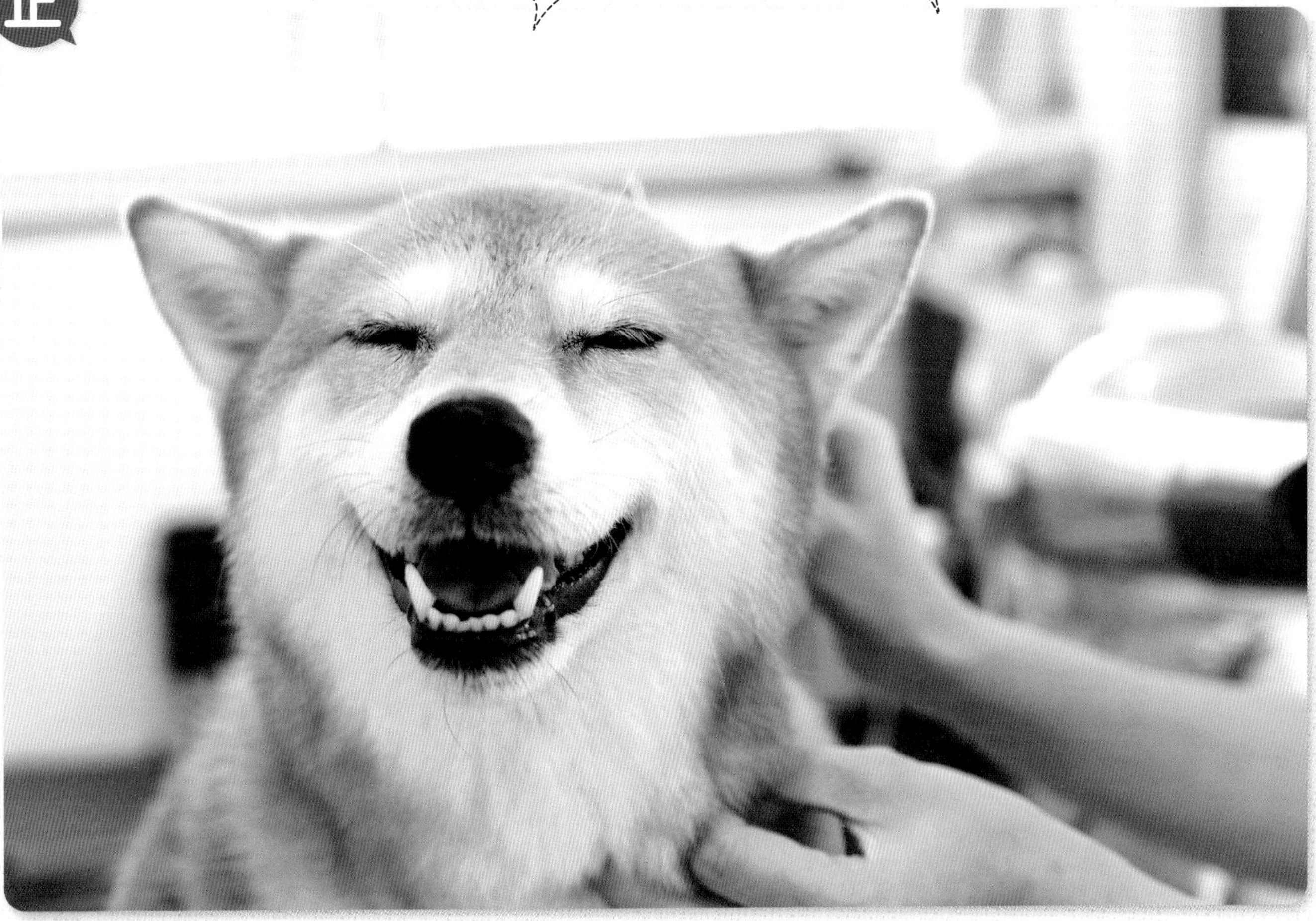

誤　まちがいは５つ。１分で探してわん。

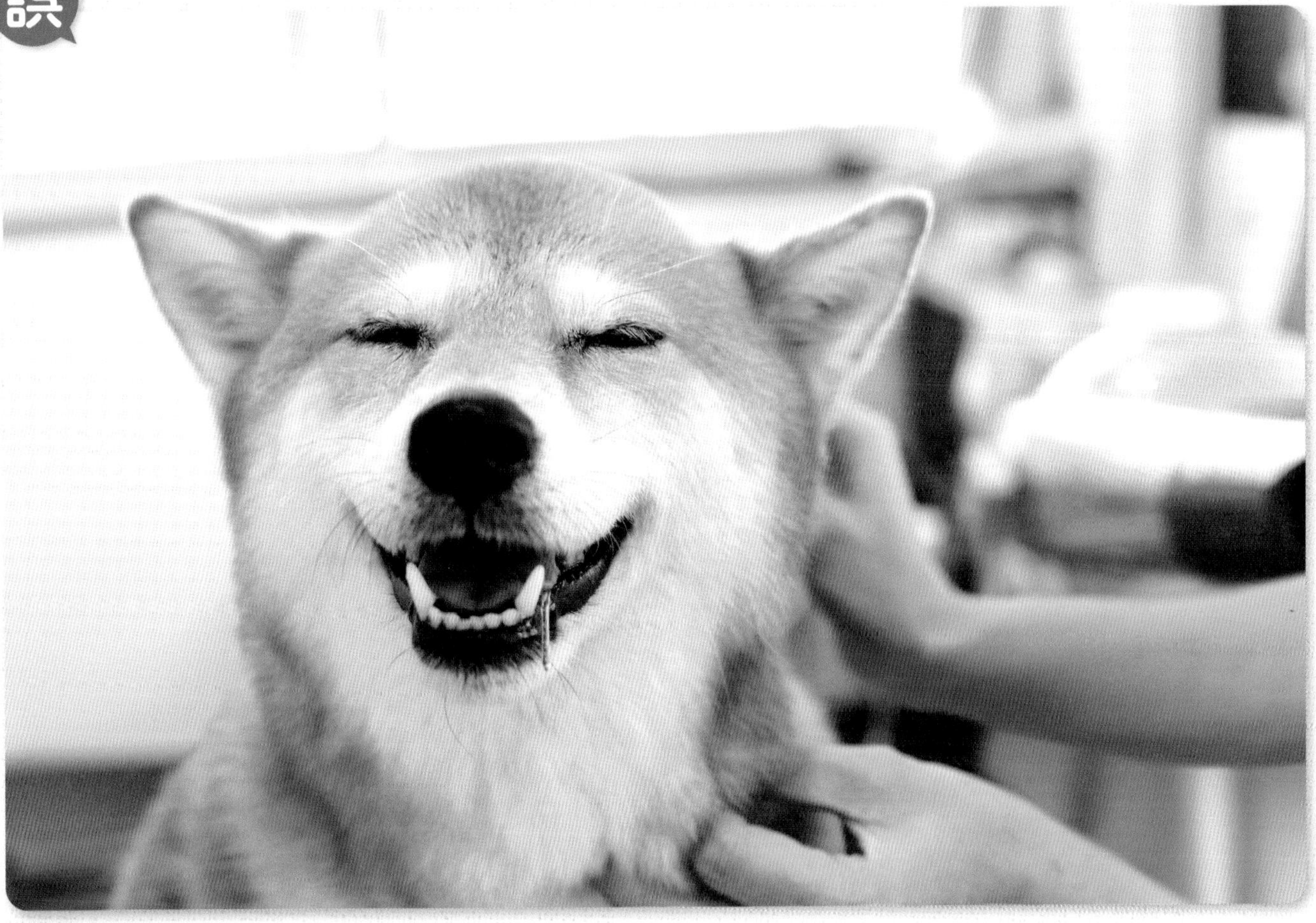

➡解答は70ページ

47 チェイス犬

正

止まれ！
スピード違反で
逮捕だっ

1分で見つけた数	個
全部見つけるまでの時間	分　秒

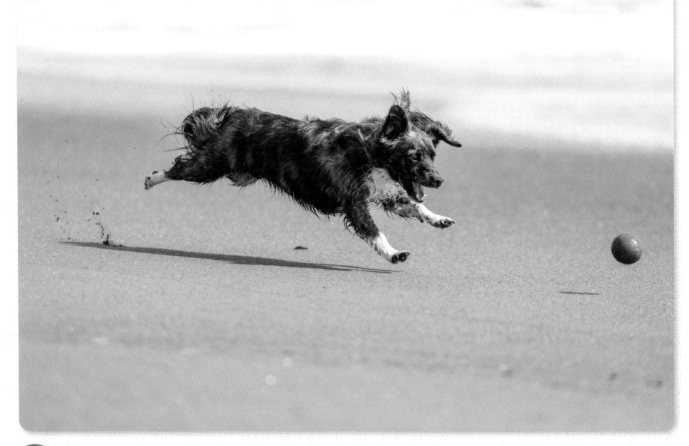

誤 まちがいは5つ。1分で探してわん。

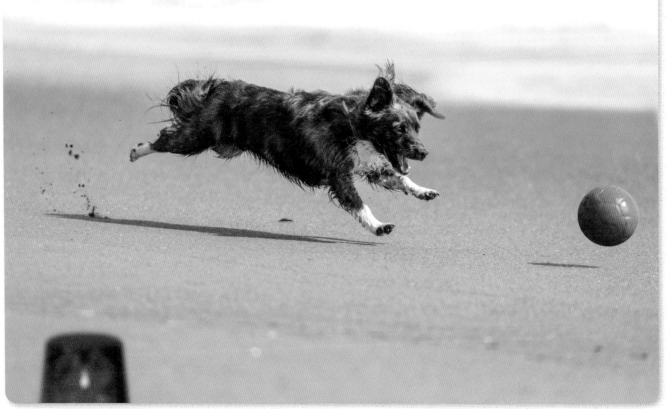

50

➲解答は70ページ

48 拾得犬

ほれそこ、
500円見つけたで

正

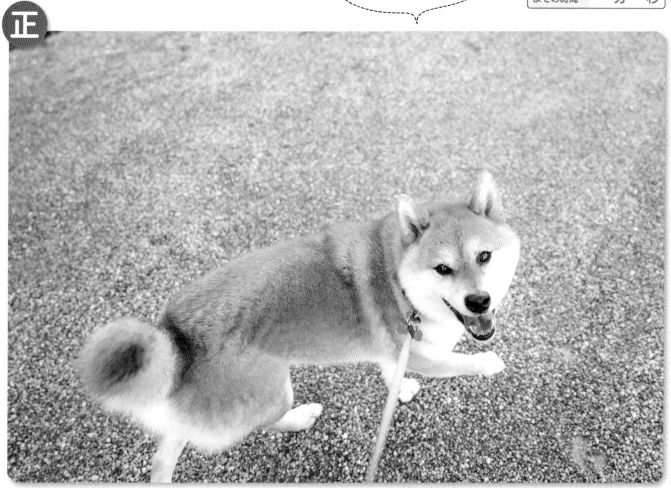

→解答は70ページ

誤 まちがいは5つ。1分で探してわん。

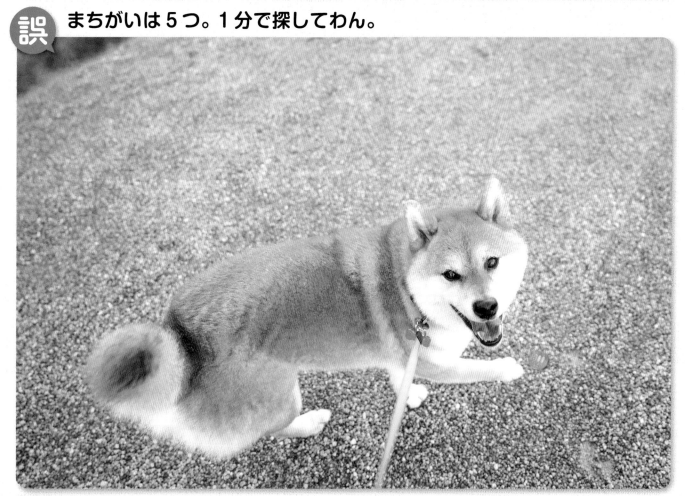

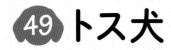 **49 トス犬**

Aクイック!

正

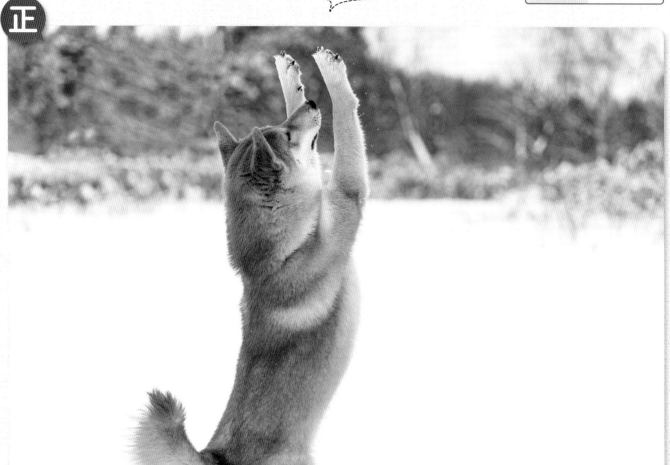

→解答は70ページ

誤 **まちがいは5つ。1分で探してわん。**

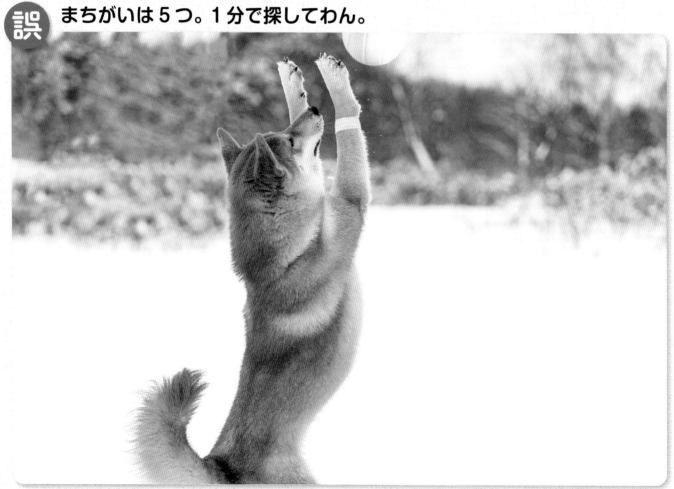

50 抜けがけ犬

正

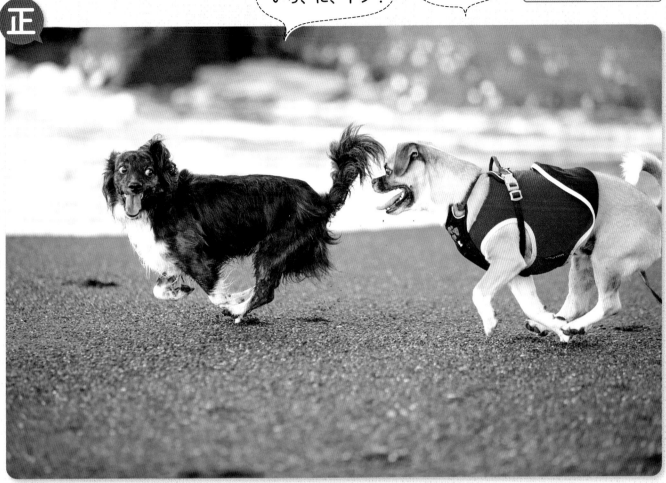

3でスタートな。
いち、に、ドン！

あっ、
ずるーい！

誤 まちがいは5つ。1分で探してわん。

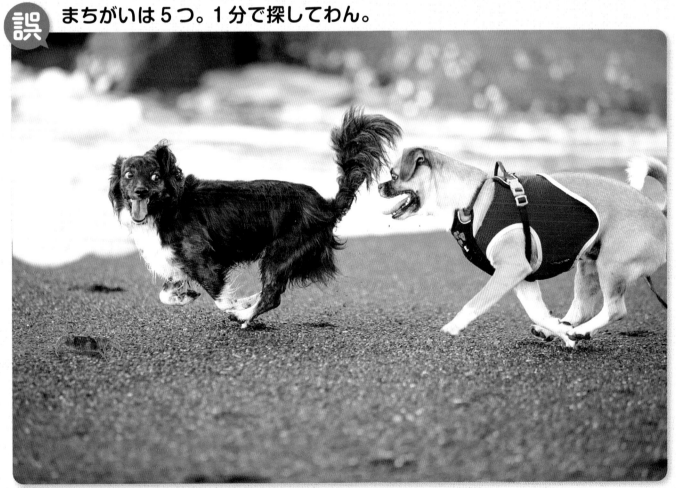

◯解答は70ページ

53

今日のご飯は
いったい何だろうか…

1分で見つけた数	個
全部見つけるまでの時間	分 秒

正

➡解答は70ページ

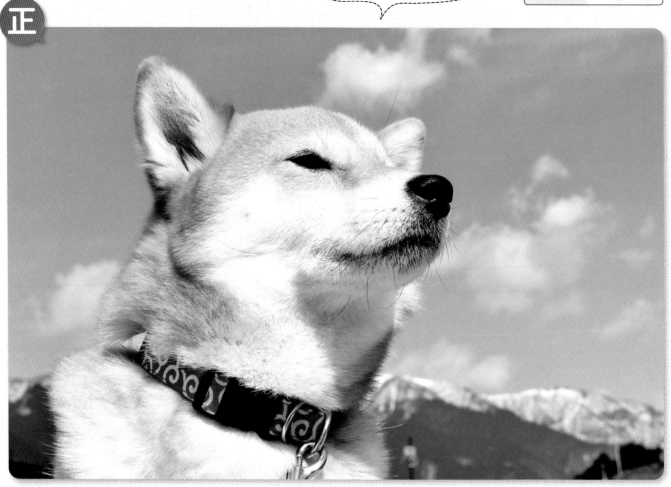

誤 まちがいは5つ。1分で探してわん。

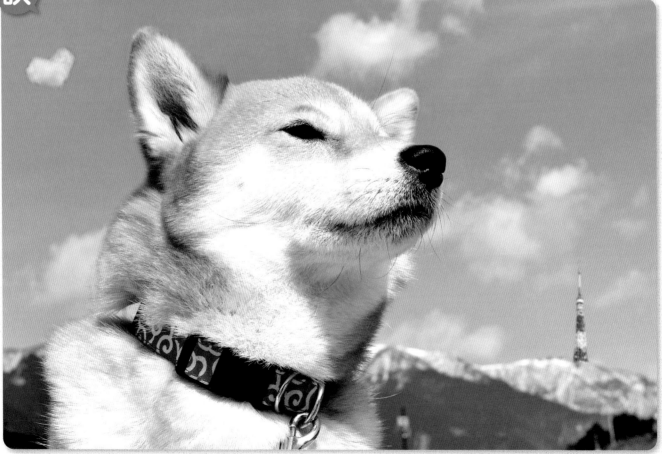

1分で見つけた数	
全部見つけるまでの時間	

➡解答は70ページ

52 席取り犬

おーい、こっちこっち。
もう先にやってるよー

正

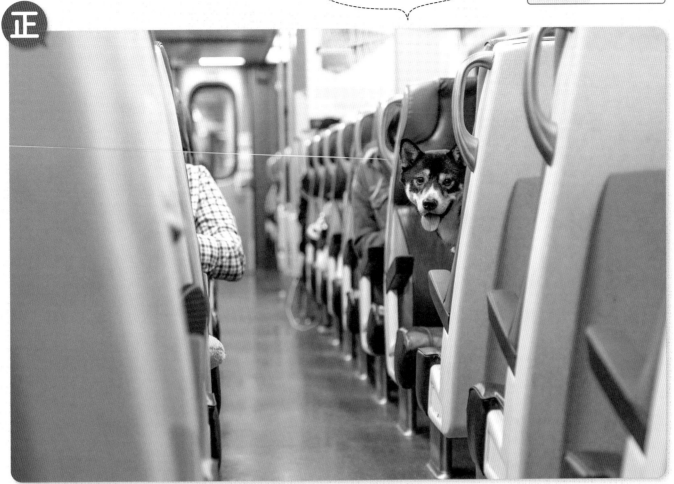

●解答は70ページ

誤　まちがいは5つ。1分で探してわん。

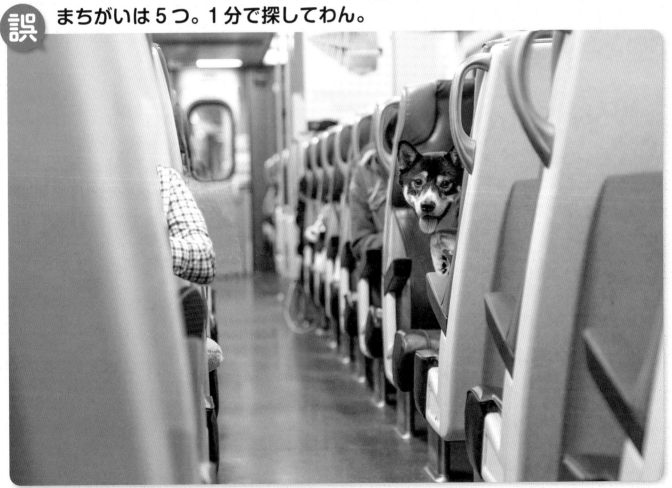

53 ポチッと犬

正

ドッグフード
高級生タイプ
1年分っと　ポチッ

1分で 見つけた数	個
全部見つける までの時間	分　秒

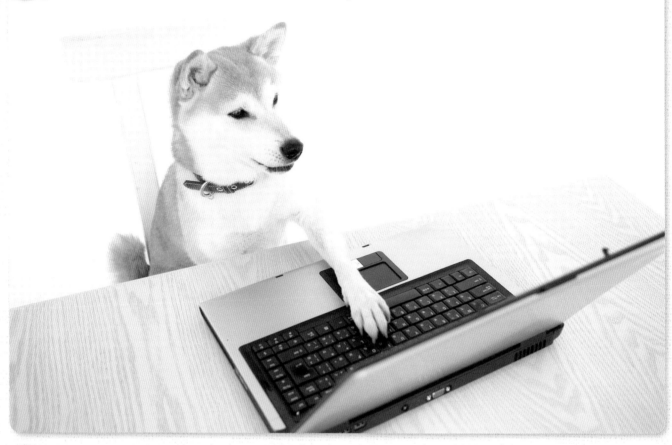

誤 まちがいは5つ。1分で探してわん。

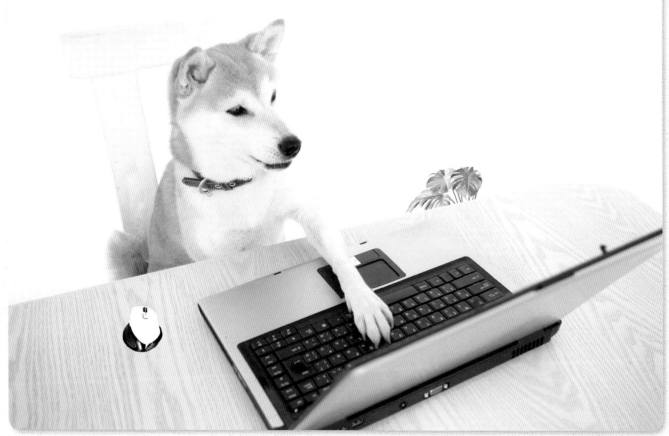

56

➡解答は70ページ

54 駅長犬

1分で 見つけた数		個
全部見つける までの時間	分	秒

正

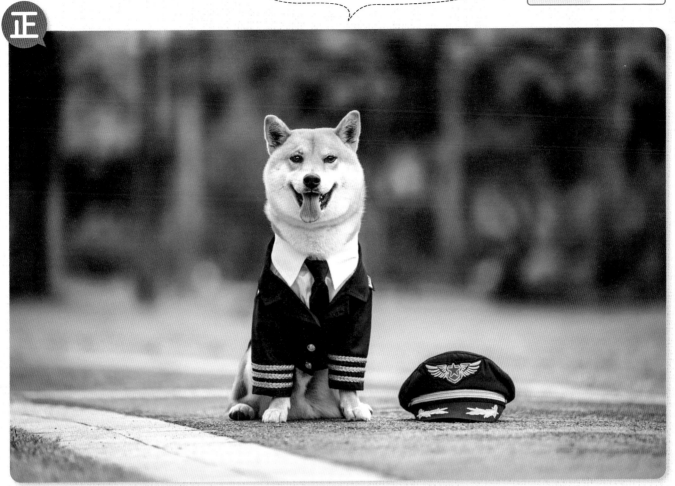

誤 まちがいは5つ。1分で探してわん。

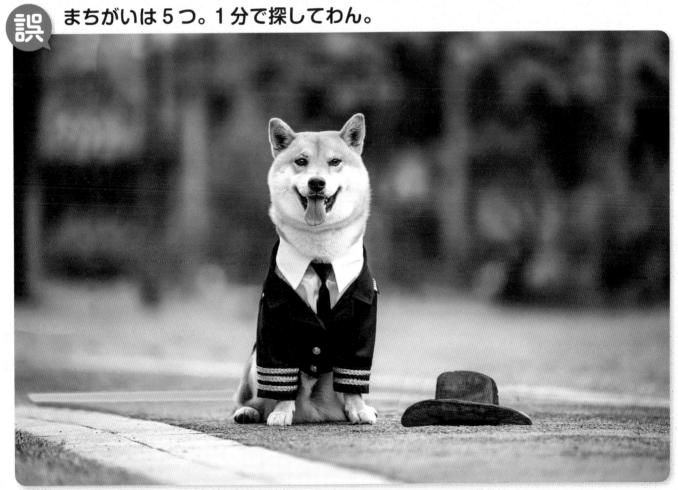

見張り犬

1分で 見つけた数	個
全部見つける までの時間	分　秒

正

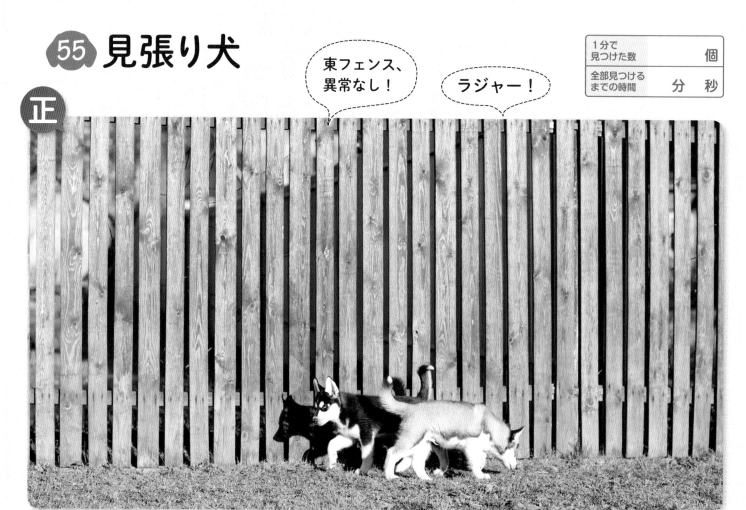

まちがいは5つ。1分で探してわん。

誤

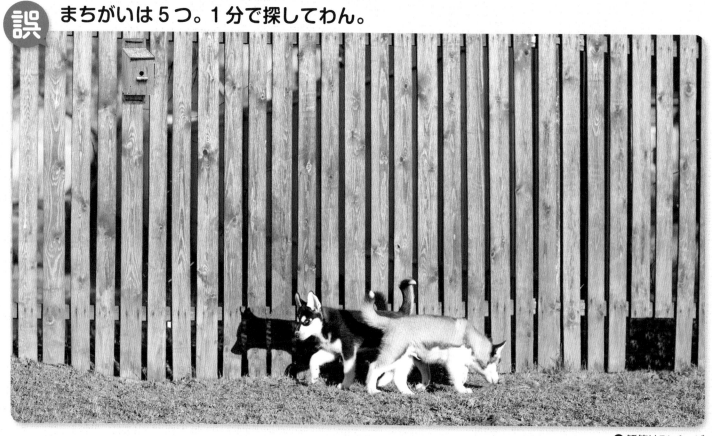

➡ 解答は71ページ

56 独立犬

正

今日からオレは、
自分の道は自分で選ぶ

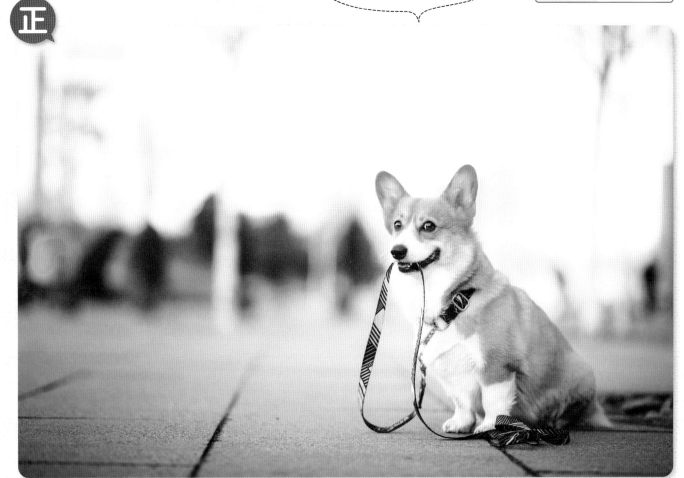

誤 まちがいは5つ。1分で探してわん。

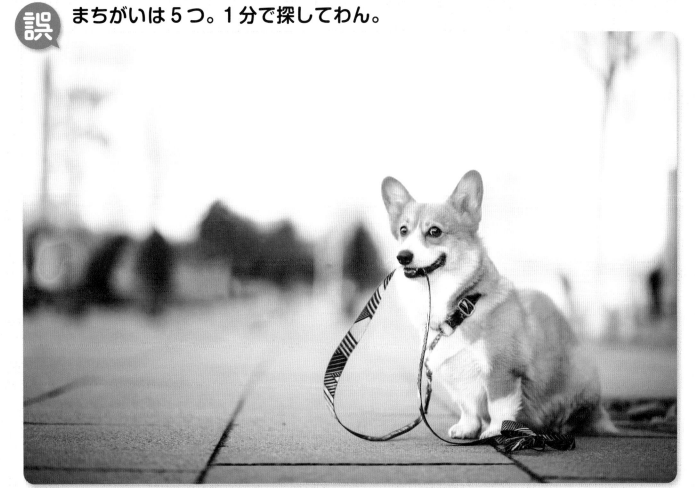

➡ 解答は71ページ

これから寝起きドッキリを
しかけたいと思います

1分で 見つけた数	個
全部見つける までの時間	分　秒

正

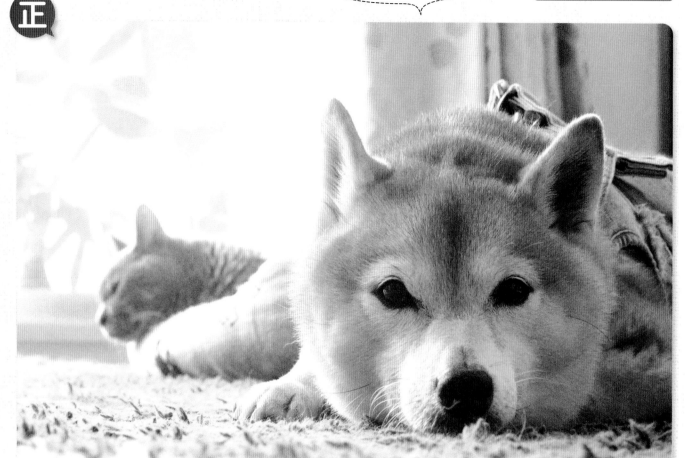

誤 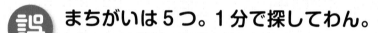 まちがいは5つ。1分で探してわん。

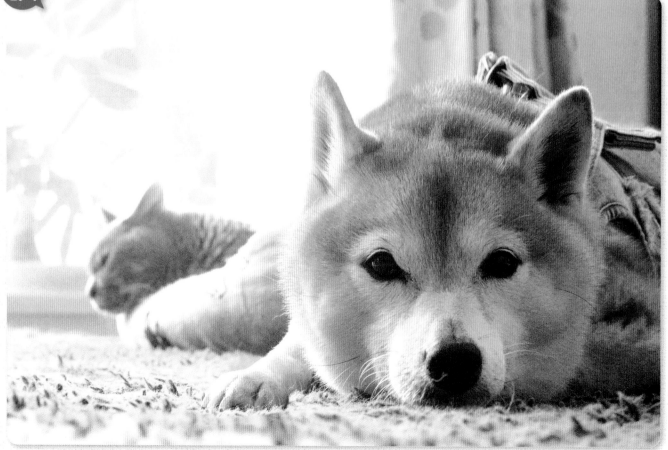

→解答は71ページ

⑤⑧ 指導犬

<table>
<tr><td>1分で
見つけた数</td><td></td><td>個</td></tr>
<tr><td>全部見つける
までの時間</td><td>分</td><td>秒</td></tr>
</table>

正

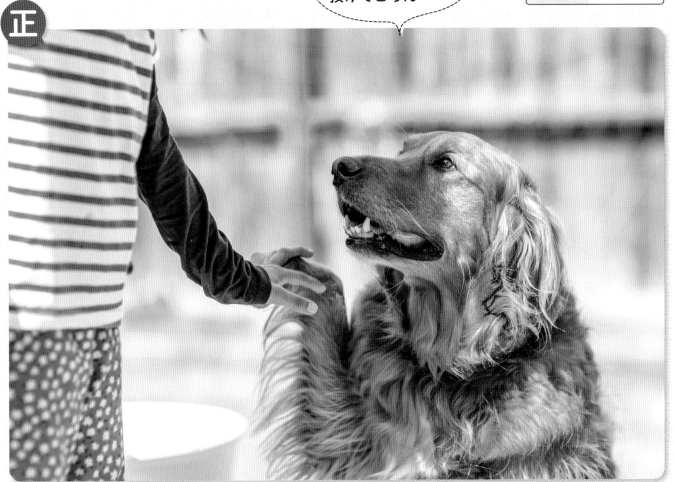

誤 まちがいは5つ。1分で探してわん。

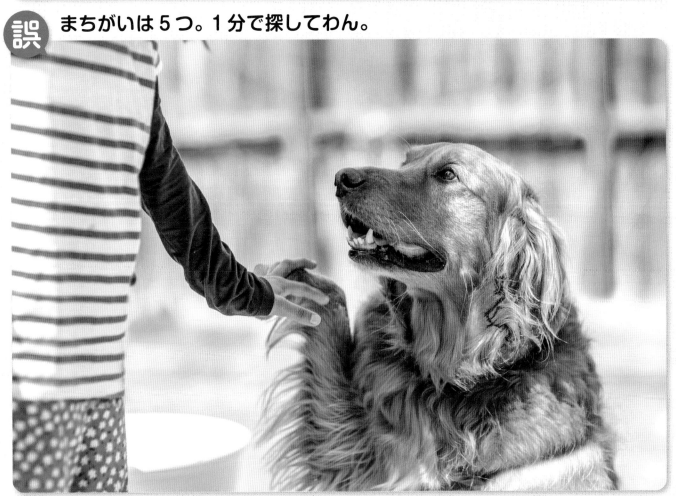

➡解答は71ページ

59 演技犬

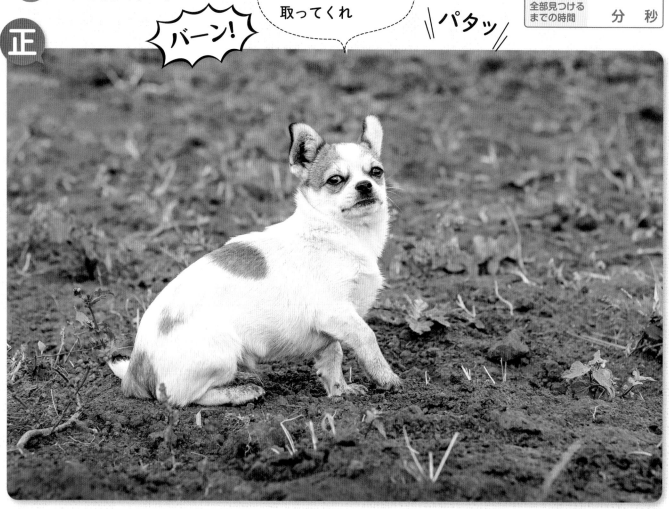

1分で 見つけた数	個
全部見つける までの時間	分 秒

まちがいは5つ。1分で探してわん。

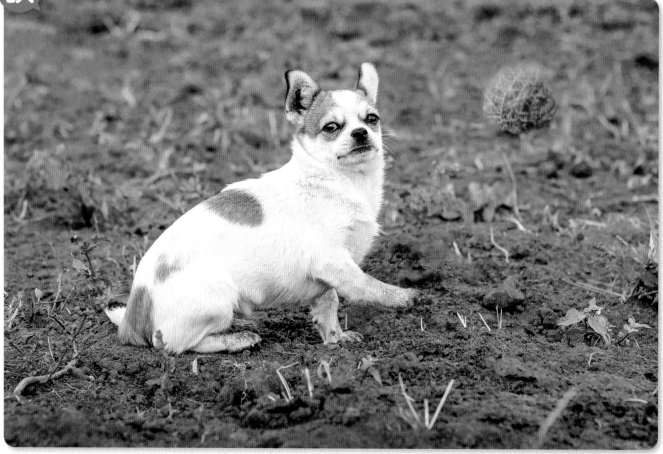

62

➡️解答は71ページ

60 予告犬

次号も
見逃せないね！

正

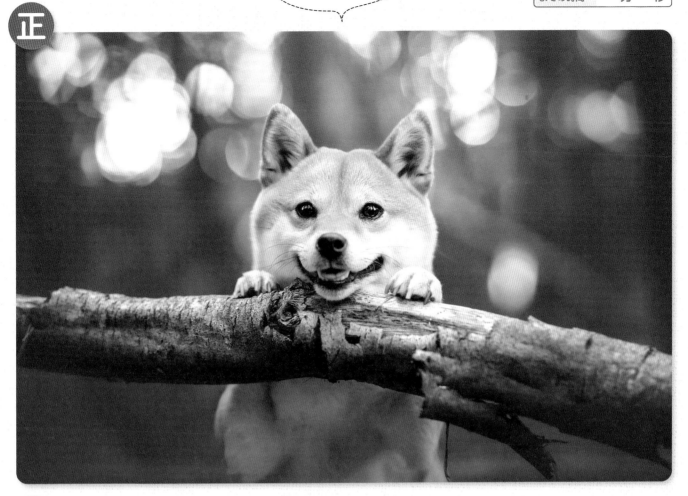

誤 まちがいは5つ。1分で探してわん。

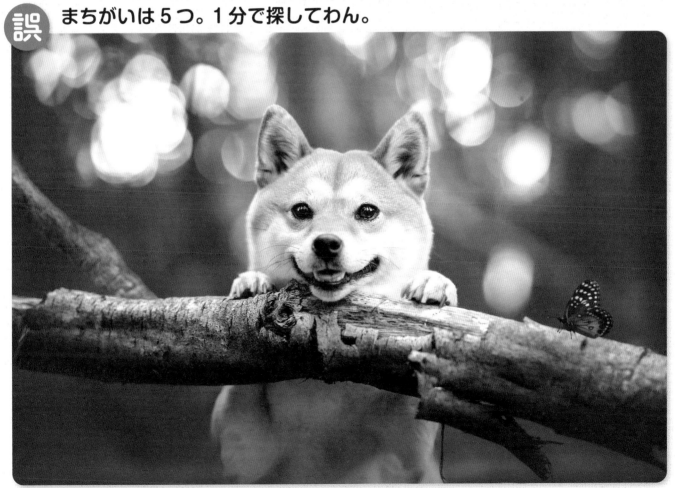

➡解答は71ページ

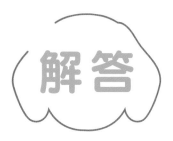

解答

※印刷による汚れ・カスレなどはまちがいに含まれません。

本書のまちがいさがしのやり方 人事採用犬（P4）

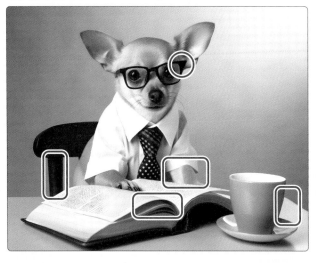

❶ はっ犬（P5）

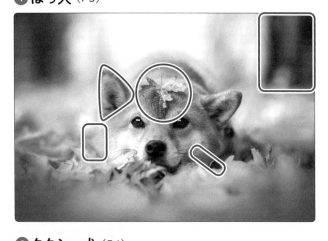

❷ タクシー犬（P6）

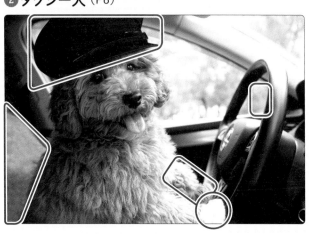

❸ サヨナラ犬（P7）

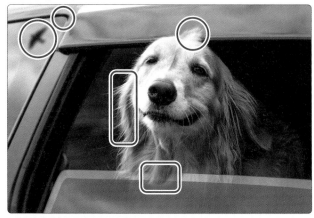

❹ ナンパ犬（P8）

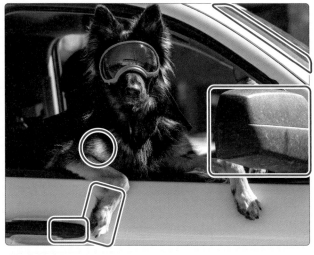

❺ 幸運犬（P9）

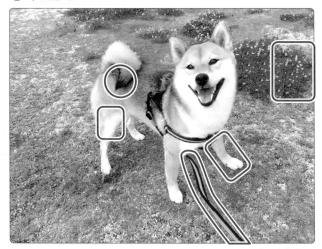

❻ おのぼり犬（P10）

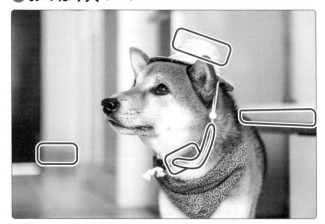

❼ 社長犬（P11）

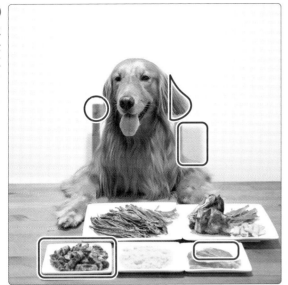

❽ 先生犬（P12）

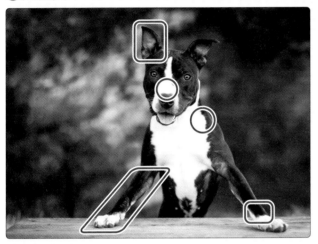

❾ 童謡犬（P13）

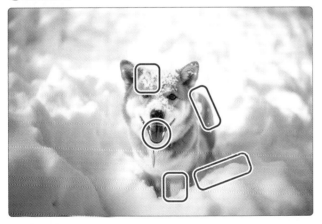

❿ おどし犬（P14）

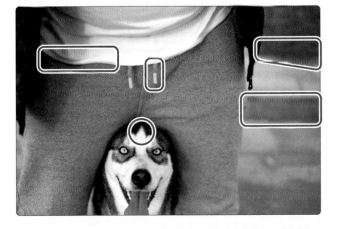

⓫ しかられ犬（P15）

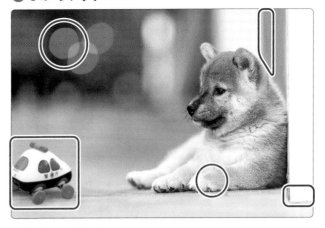

⓬ くたびれ犬（P16）

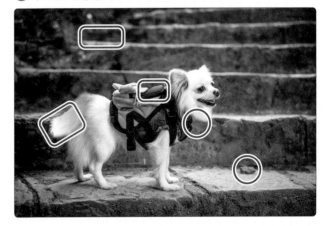

⓭ パラボラアンテナ犬（P17）

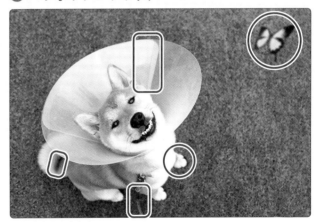

⓮ びしょ濡れ犬（P18）

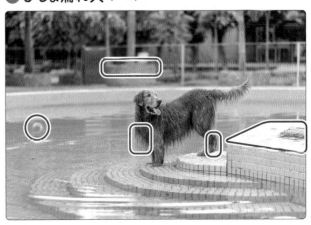

⑮

よだれ犬 （P19）

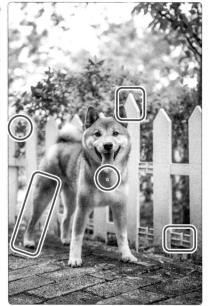

⑯ 演歌犬 （P20）

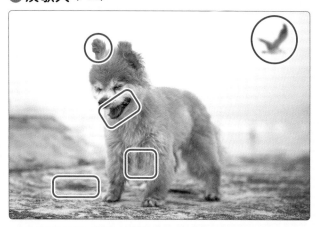

⑰ 親子犬 （P21）

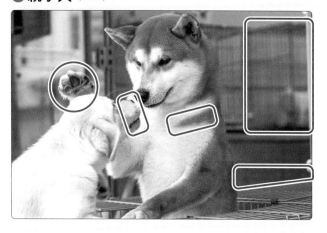

⑱ 落語犬 （P22）

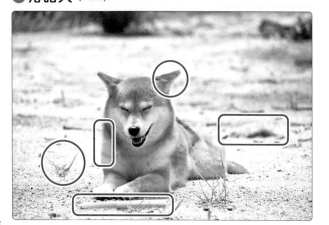

⑲ 自慢犬 （P23）

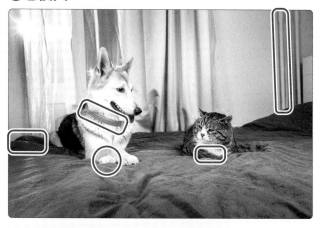

⑳
おんぶ犬 （P24）

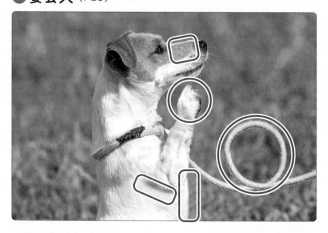

㉑ 宴会犬 （P25）

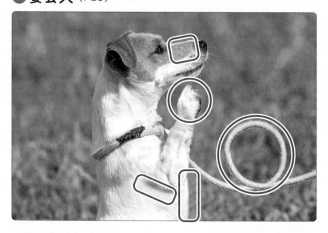

㉒ 記憶をたどる犬 （P26）

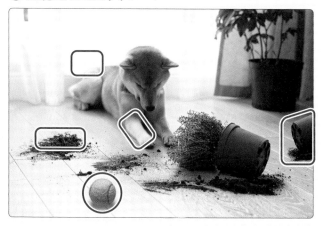

66

㉓ 気づき犬 （P27）

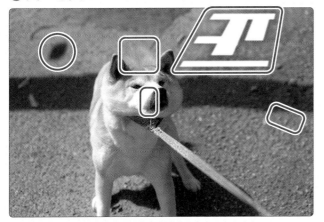

㉔ 訴え犬 （P28）

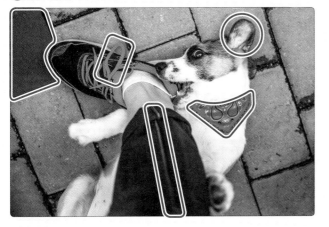

㉕ 雲の上犬 （P29）

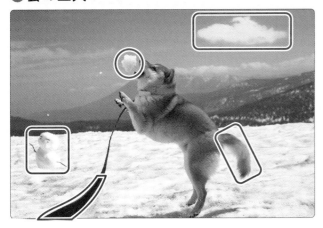

㉖ 破壊犬 （P30）

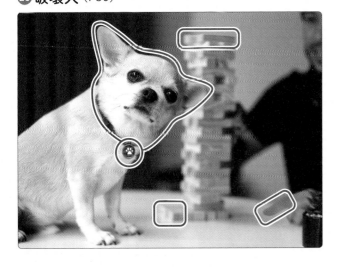

㉗ 救助犬 （P31）

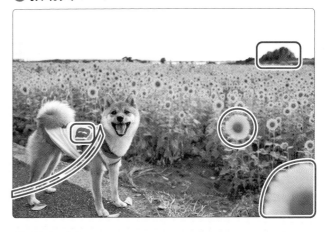

㉘ 見守り犬 （P32）

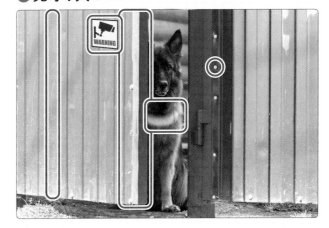

㉙ 余裕犬 （P33）

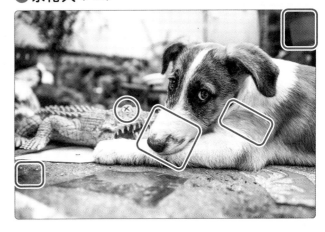

㉚ 拒否犬 （P34）

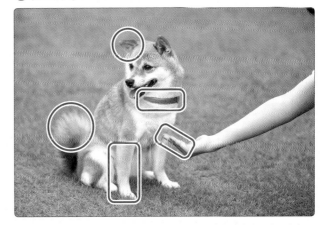

㉛ 迷子の警察犬 （P35）

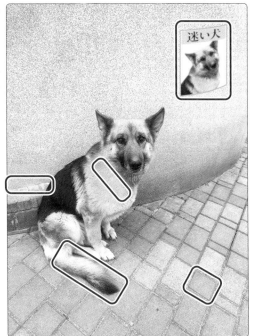

㉜ 沼の妖精犬 （P35）

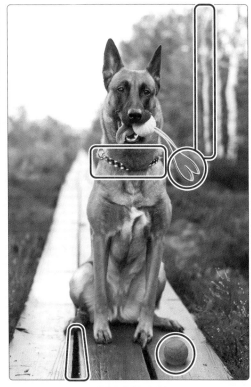

㉝ 将棋犬 （P36）

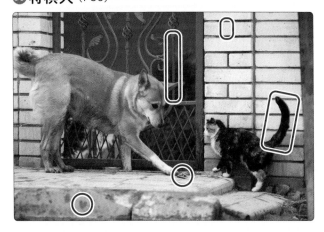

㉞ 紹介犬 （P37）

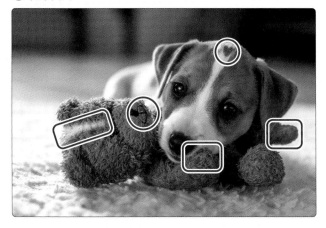

㉟ 乳母車犬 （P38）

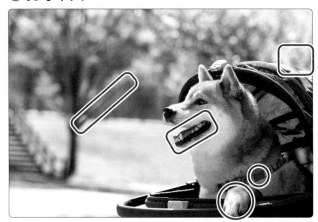

㊱ トナカイ犬 （P39）

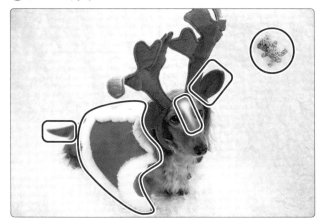

㊲ ツチノコ犬 （P40）

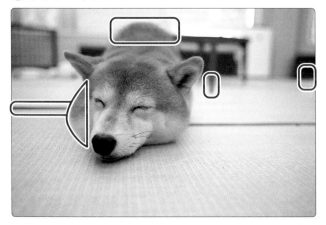

㊳ カボチャ犬（P41）

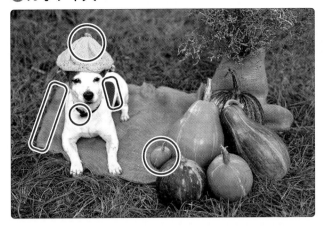

㊴ 花かんむり犬（P42）

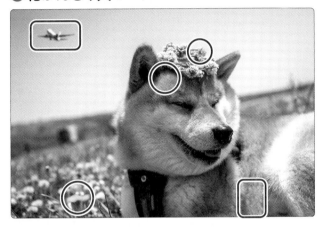

㊵ 師匠犬（P43）

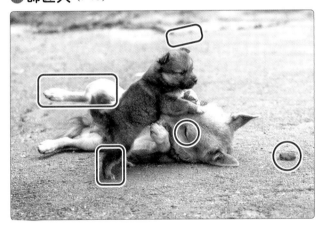

㊶ 耳ヒコーキ犬（P44）

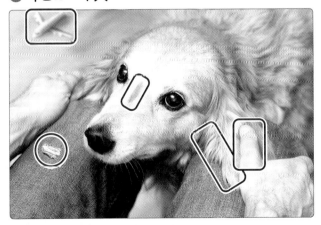

㊷ 床屋犬（P45）

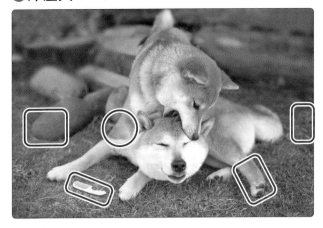

㊸ トイレ親切犬（P46）

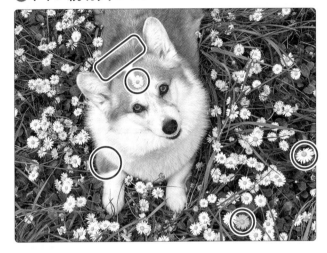

㊹ 疑問犬（P47）

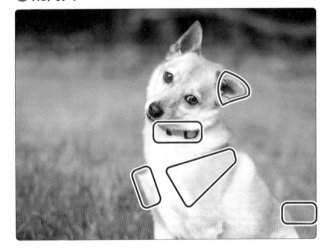

㊺ 宣誓犬（P48）

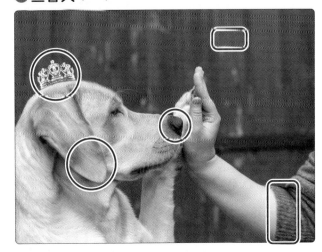

㊻エステ犬（P49）

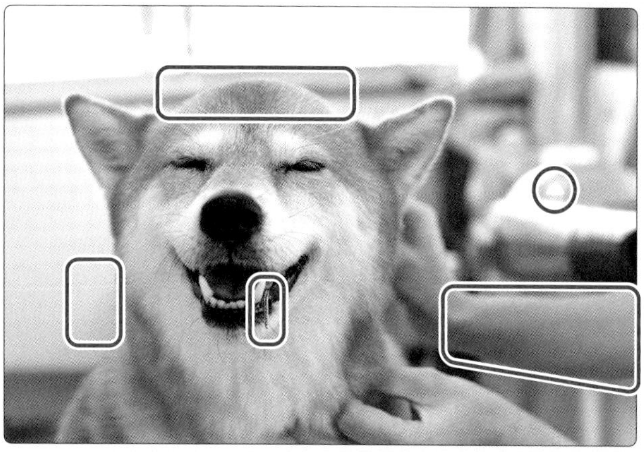

㊼チェイス犬（P50）

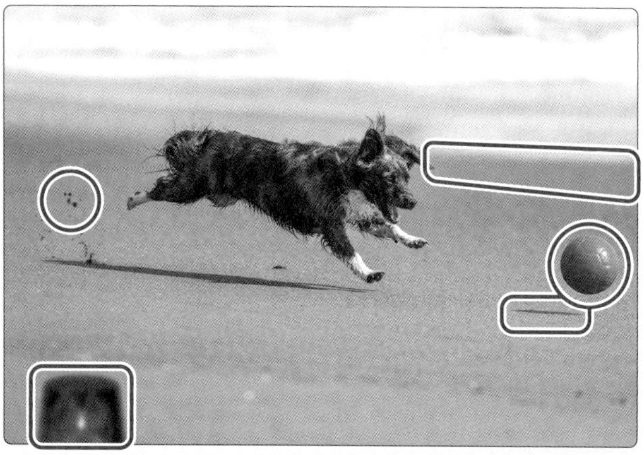

㊽拾得犬（P51）

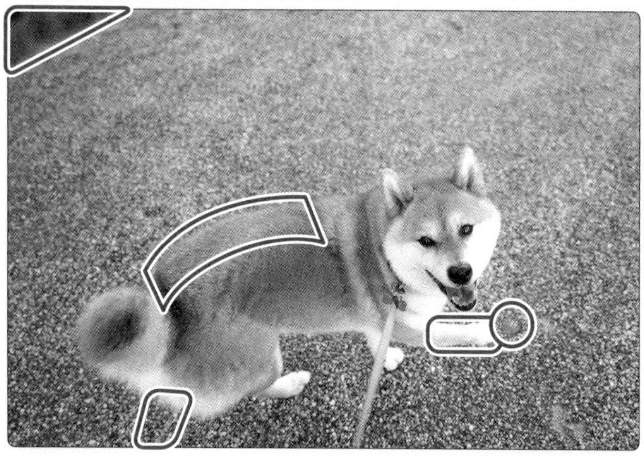

㊾トス犬（P52）

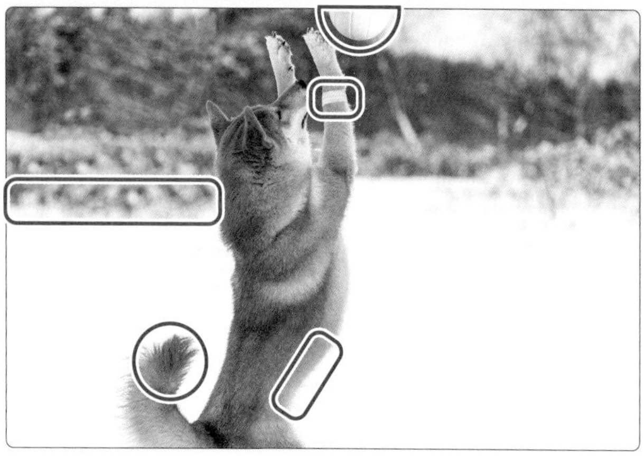

㊿抜けがけ犬（P53）

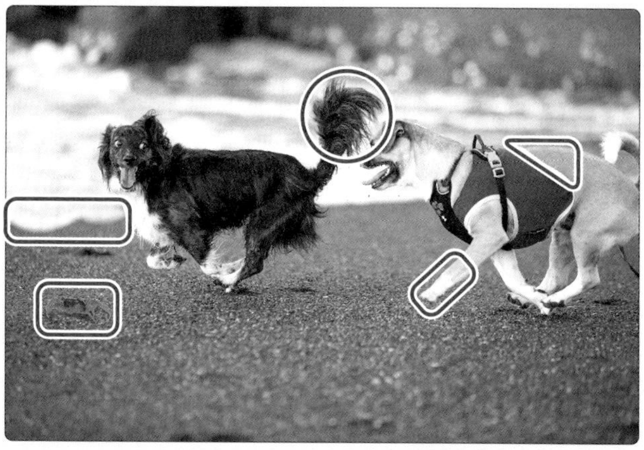

(51)大志を抱く犬（P54）

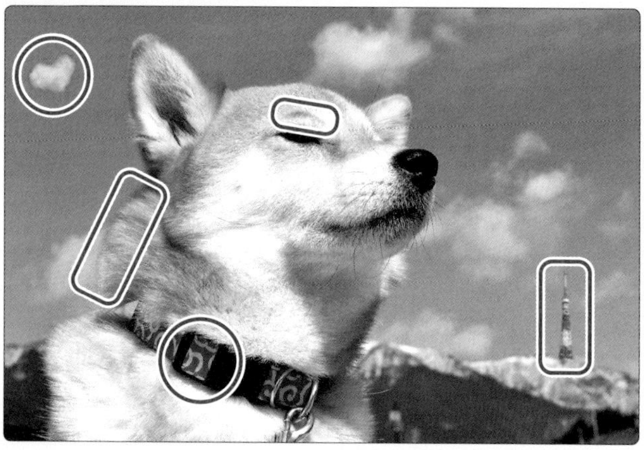

(52)席取り犬（P55）

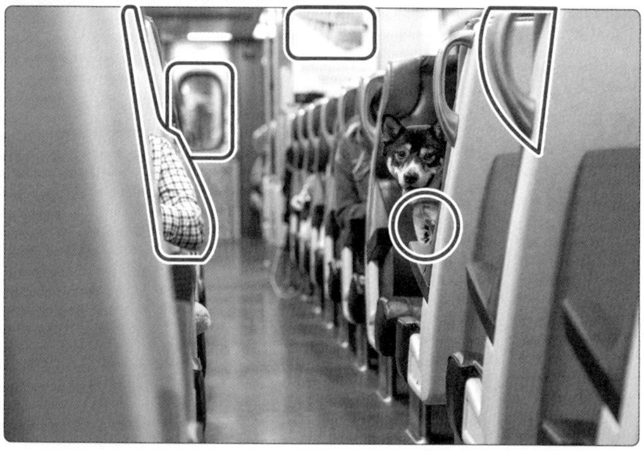

(53)ポチッと犬（P56）

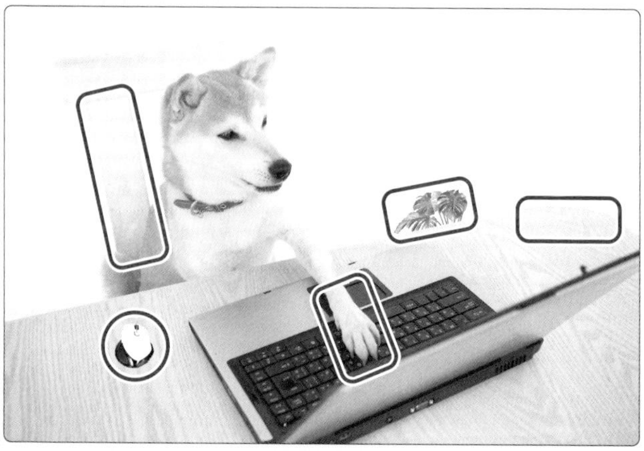

⑤④ 駅長犬（P57）

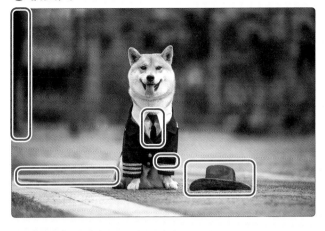

⑤⑤ 見張り犬（P58）

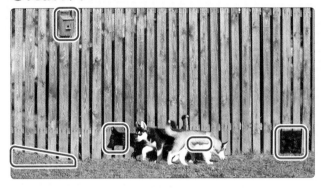

⑤⑥ 独立犬（P59）

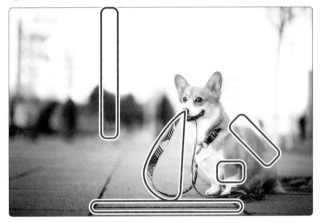

⑤⑦ たくらみ犬（P60）

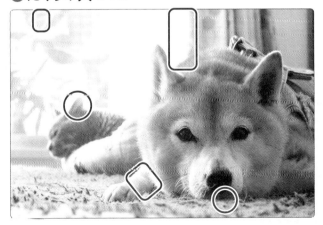

⑤⑧ 指導犬（P61）

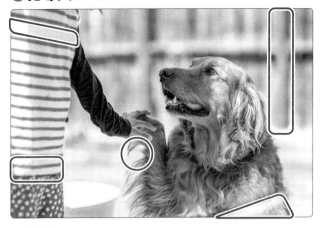

⑤⑨ 演技犬（P62）

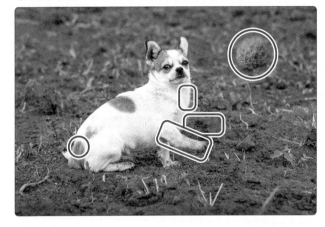

⑥⓪ 予告犬（P63）

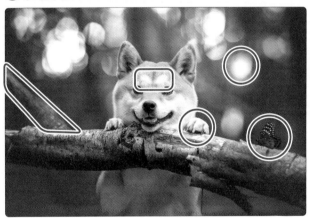

カバーの解答

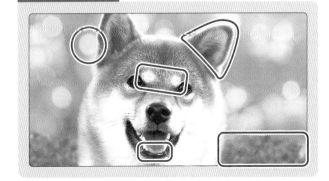

毎日脳活 スペシャル
ワン！ミニット 1分見るだけ！
記憶脳 瞬間強化
いぬの まちがいさがし
柴犬多めの巻

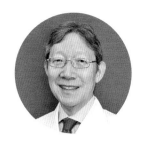

監修

杏林大学名誉教授・医学博士
古賀良彦（こが よしひこ）

1971年に慶應義塾大学医学部卒業、88年に医学博士、90年に杏林大学医学部精神神経科学教室助教授、99年に杏林大学医学部精神神経科学教室主任教授、2016年に杏林大学医学部名誉教授に就任。現在、東京都杉並区のメンタルクリニックいわおで診療を続ける。
精神保健指定医、日本精神神経学会認定専門医、日本臨床神経生理学会認定医・名誉会員、日本催眠学会名誉理事長、日本薬物脳波学会副理事長を務める。著書・テレビ出演多数。

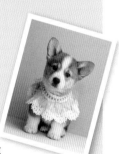

いぬの写真を大募集

『毎日脳活』編集部では、みなさまがお持ちの「いぬの魅力が伝わるかわいい写真」を大募集しています。お送りいただいた写真の中からよいものを選定し、本シリーズの「まちがいさがし」の題材として採用いたします。採用写真をお送りくださった方には薄謝を差し上げます。

送り先 inu@wks.jp

※応募は電子メールに限ります。
※お名前・年齢・ご住所・電話番号・メールアドレス・いぬの名前を明記のうえ、タイトルに「いぬの写真」と記してお送りください。
※なお、写真は、第三者の著作権・肖像権などいかなる権利も侵害しない電子データに限ります。
※写真のデータサイズが小さい、画像が粗い、画像が暗いなどの理由で掲載できない場合がございます。

ご応募をお待ちしております。

編集人	飯塚晃敏
編集	株式会社わかさ出版　谷村明彦　原 涼夏
装丁	遠藤康子
本文デザイン	カラーズ
問題作成	プランニングコンテンツ・プラスワン
	吉野晴朗　永井知加人
漫画	前田達彦
写真協力	PIXTA　Adobe Stock
発行人	山本周嗣
発行所	株式会社 文響社
	ホームページ　https://bunkyosha.com
	お問い合わせ　info@bunkyosha.com
印刷	株式会社 光邦
製本	古宮製本株式会社